CONTENTS

Menopause

KEEPING A SYMPTOM DIARY

CR⁊BO

Menopause is confirmed after having had no menstrual period for 12 months. During this time, your body produces less estrogen. As the hormonal balance shifts you may experience hot flashes, mood swings and night sweats among many other possible symptoms. Keeping a log during this time can help you better understand what is happening, predict your changing symptoms, and communicate with health-care providers should you need to do so. For example, if you have been feeling very tired you can show in detail when, for how long, and what else has been going on. Use the information you record to inform your self-care, and ask regularly "How can I best take care of myself?"

No Two the Same

The journey through menopause can differ greatly between women. Usually starting at around age 51 women may go through menopause as early as their thirties or as late as their sixties. While some women may pass through menopause with little trouble, others find themselves beset by hot flashes, night sweats, erratic sleep, or a host of other symptoms. The log pages contain a lot of sections to help capture the wide variety of women's experiences, but you do not have to fill all of them in every time. For example, if you always sleep well at night you may wish to skip the sleep log section.

Recording Symptoms

Monthly Symptom Calendar

Headaches, digestive issues, skin breakouts, libido and more can often be linked to hormonal changes. Having got used to a regular monthly rhythm over many years suddenly much can be disrupted as the body enters menopause. For this reason many different symptoms have been listed on the tracking pages. Only some may apply to you, and there are spaces to add your own. It is quick and easy to record your symptoms each day - tick, dot, dash, color in or strike through depending on your preference. It will only take a few minutes to run down the list and record your experiences.

Weekly Tracker

The weekly tracker gives an opportunity to record sleep patterns, energy levels, hot flashes, mental and emotional events, and to make notes.

Sleep Tracker

Around 60% of menopausal women report problems with sleep. Here you can record how many hours you slept and when they were. This makes it easy to see patterns and to note broken sleep. Put a line through all the hours slept, leaving a gap when you were awake. In the example below a broken night's sleep was recorded on a Monday from 10:30 pm to 4:00 am and then from 06:00 am to 07:30 am with a total of 7 hours slept.

	PM					AM										PM						T
M	6	7	8	9	10 11 12 1 2 3 4	5	6 7	8	9	10	11	12	1	2	3	4	5					7
T	6	7	8	9	10	11	12	1	2	3	4	5	6	7	8	9	10	11	12	1	2	3	4	5

Energy / Mood / Stressful Events

A common symptom of menopause is exhaustion or fatigue. This can come and go, or be persistent. Here you can track your energy level each day, where 0 is no energy and 3 is very energetic.

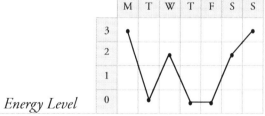

Energy Level

Below this mood, anxiety and stressful events can be recorded in the same way. You can record your general mood, or anxiety if you experience it. You can record both on the same chart using different colored pens, or a dashed line. Stressful events are recorded separately. It is possible to have a week with a stressful event and not feel anxious or low, or have a week with no particular external stressors and yet feel high anxiety. You may discover patterns - it may be low energy and low mood strike together making it harder to deal with stressful events. If it has been a particularly good or bad week, write down what happened in the notes section for future reference. Make a note of any lessons you can take from the week for future self-care.

Track Hot Flashes

Hot flashes (or hot flushes in the UK) affect about 75% of women going through menopause. The hot flash tracker allows you to see when they are happening, and how many you are experiencing each day. The day is broken up into hourly slots in this chart - you can write in the number of hot flashes you experienced in each hour, or shade in the box. At night you can write NS for night sweat instead if you prefer. At the end of the day you can total them up. In the example below hot flashes were recorded on a Monday at 10am, 2pm and 5pm, a total of 6 hot flashes in the day.

	AM						PM												AM						T°
	7	8	9	10	11	12	1	2	3	4	5	6	7	8	9	10	11	12	1	2	3	4	5	6	
M				3			1				2														6
T																									

Today I have felt…

As well as physical changes and symptoms the menopause can be a time of great emotional upheaval. Irritability, anxiety and low mood are commonly experienced, but do not tell the whole story. You may also feel happy, peaceful, sensitive or overwhelmed, or perhaps all these things in one day. This section allows you to track your emotional state. Some common feelings are listed, and there are blank boxes at the end to add your own. Be on the lookout for moments of positive emotion as well as negative.

Personalised Tracker

This section gives you the chance to track things that are important to you. You might record symptoms not included on other trackers, medications or supplements taken, or healthy habits such as exercise, eating well or meditating.

Other Sections

Medication Tracker

If you take any medications including HRT, bioidentical hormones, or supplements you can record them in this section. Each medication has its own page where you can record the dosage and frequency, note any changes to the dose and why the changes was made, and also write down any improvements you see or side effects you experience. If things stay the same, get better, or get worse then everyone needs to know. Bring these notes with you to consultations and medication reviews, or use them to help you decide if natural remedies or supplements are making a positive difference.

Questions to Ask Your Doctor

It can be difficult to remember everything you wanted to ask when you are in the consulting room, use this section to note down any questions you have for your doctor.

Weight Tracker

Weight gain during the menopause is a common experience. Keep an eye on your weight throughout the year by recording it regularly. There is space to record it each week if you wish in the weight tracker section.

One Last Thing

We are always looking to improve, and regularly review our journals to make sure they are meeting your needs. If you have a suggestion for something we can add to future revisions, want to let us know about something we do well, or something we could do better, please get in touch. We read every suggestion we receive and always appreciate your feedback. Contact us on: customersupport@medjournalessentials.com

Medication History

❦

Medication Tracker

Medication & Dose	Date Started	Reason for Starting
	Date Stopped	Reason for Stopping

Changes

Date	New Dose	Reason for Change

Date	Improvements / Side Effects

Medication Tracker

Medication & Dose	Date Started	Reason for Starting
	Date Stopped	Reason for Stopping

Changes

Date	New Dose	Reason for Change

Date	Improvements / Side Effects

Medication Tracker

Medication & Dose	Date Started	Reason for Starting
	Date Stopped	Reason for Stopping

Changes

Date	New Dose	Reason for Change

Date	Improvements / Side Effects

Medication Tracker

Medication & Dose	Date Started	Reason for Starting
	Date Stopped	Reason for Stopping

Changes

Date	New Dose	Reason for Change

Date	Improvements / Side Effects

Medication Tracker

Medication & Dose	Date Started	Reason for Starting
	Date Stopped	Reason for Stopping

Changes

Date	New Dose	Reason for Change

Date	Improvements / Side Effects

Medication Tracker

Medication & Dose	Date Started	Reason for Starting
	Date Stopped	**Reason for Stopping**

Changes

Date	New Dose	Reason for Change

Date	Improvements / Side Effects

Medication Tracker

Medication & Dose	Date Started	Reason for Starting
	Date Stopped	Reason for Stopping

Changes

Date	New Dose	Reason for Change

Date	Improvements / Side Effects

Questions to Ask Your Doctor

❦

Questions to Ask Your Doctor

Weight Tracker

❦

Weight Tracker

Logging your weight weekly will allow you to see if you are gaining or losing, allowing you to make diet or lifestyle changes or seek advice if needed. At the end of the year you can compare your starting weight with your last weigh in.

Date	Weight	Loss / Gain	Note

Weight Tracker

Date	Weight	Loss / Gain	Note

Starting Weight	Final Weight	Loss / Gain	Note

Symptom Log

❧

Month: March 2020

	S	M	T	W	F	S	S	T	Th	Sa	Su	M	W	F	Su	Tu	Tu	Sa	M
	①②	③④	5	6	7	8	9	10	11 12 13	14 15 16	17 18	19 20 21	22 23	24 25 26	27 28	29 30 31			
Hot Flash																			
Night Sweat																			
Cold Flash																			
Brain Fog																			
Breast Tenderness																			
Bloating																			
Cervical Fluid																			
Libido																			
Joint Pain																			
Muscle Cramps																			
Headache																			
Migraine																			

	1	2	3	4	5	6	7	8	9	10	11	12	13	14	15	16	17	18	19	20	21	22	23	24	25	26	27	28	29	30	31
Palpitations																															
Itchy			✓	✓																											
Frequent Urination																															
Constipation																															
Diarrhoea																															
Restless Legs																															
Mood Swings																															
Acne																															
Dizzy Spell																															
Panic Attack																															
Other: (work)	✓	✓		✓																											
Other:																															
Other:																															

23

Week Beginning: _____

Sleep Tracker

	PM						AM											PM						T
M	6	7	8	9	10	11	12	1	2	3	4	5	6	7	8	9	10	11	12	1	2	3	4	5
T	6	7	8	9	10	11	12	1	2	3	4	5	6	7	8	9	10	11	12	1	2	3	4	5
W	6	7	8	9	10	11	12	1	2	3	4	5	6	7	8	9	10	11	12	1	2	3	4	5
T	6	7	8	9	10	11	12	1	2	3	4	5	6	7	8	9	10	11	12	1	2	3	4	5
F	6	7	8	9	10	11	12	1	2	3	4	5	6	7	8	9	10	11	12	1	2	3	4	5
S	6	7	8	9	10	11	12	1	2	3	4	5	6	7	8	9	10	11	12	1	2	3	4	5
S	6	7	8	9	10	11	12	1	2	3	4	5	6	7	8	9	10	11	12	1	2	3	4	5

		M	T	W	T	F	S	S
	3							
	2							
	1							
Energy Level	0							
	3							
	2							
	1							
Mood / Anxiety Level	0							
	3							
	2							
	1							
Stressful Events	0							

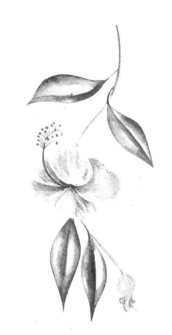

Track Hot Flashes

	AM						PM												AM						T
	7	8	9	10	11	12	1	2	3	4	5	6	7	8	9	10	11	12	1	2	3	4	5	6	
M																									
T																									
W																									
T																									
F																									
S																									
S																									

Today I Have Felt	M	T	W	T	F	S	S
Happy							✓
Energetic							
OK							✓
Peaceful							
Sensitive							
Angry							
Irritated							
Lonely							
Nervous							
Tired							✓
Overwhelmed							
Other: (work)							✓
Other:							
Other:							
Other:							

Personalized Tracker	M	T	W	T	F	S	S

Notes

Sleep Tracker

	PM						AM											PM					T
	6	7	8	9	10	11	12	1	2	3	4	5	6	7	8	9	10	11	12	1	2	3	4	5
M	6	7	8	9	10	11	12	1	2	3	4	5	6	7	8	9	10	11	12	1	2	3	4	5
T	6	7	8	9	10	11	12	1	2	3	4	5	6	7	8	9	10	11	12	1	2	3	4	5
W	6	7	8	9	10	11	12	1	2	3	4	5	6	7	8	9	10	11	12	1	2	3	4	5
T	6	7	8	9	10	11	12	1	2	3	4	5	6	7	8	9	10	11	12	1	2	3	4	5
F	6	7	8	9	10	11	12	1	2	3	4	5	6	7	8	9	10	11	12	1	2	3	4	5
S	6	7	8	9	10	11	12	1	2	3	4	5	6	7	8	9	10	11	12	1	2	3	4	5
S	6	7	8	9	10	11	12	1	2	3	4	5	6	7	8	9	10	11	12	1	2	3	4	5

2·3 3 4 5 6 7 8·3

	M	T	W	T	F	S	S
3							
2	•		•				
1		•					
Energy Level **0**							
3							
2							
1		•					
Mood / Anxiety Level **0**	•		•				
3							
2							
1							
Stressful Events **0**	•	•	•				

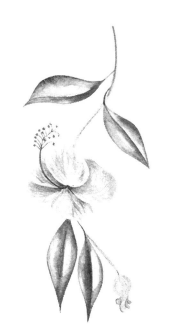

Track Hot Flashes

	AM						PM											AM					T
	7	8	9	10	11	12	1	2	3	4	5	6	7	8	9	10	11	12	1	2	3	4	5	6
M																								
T																								
W																								
T																								
F																								
S																								
S																								

Today I Have Felt	2.3 M	3.3 T	4.3 W	5.3 T	6.3 F	7.3 S	8.3 S
Happy	✓						
Energetic							
OK	✓		✓				
Peaceful							
Sensitive							
Angry							
Irritated							
Lonely							
Nervous							
Tired	✓	✓					
Overwhelmed							
(at wort)	✓		✓				
Other: Anxious		✓					
Other: Paul snoring / sleep talking			✓B				
Other:							

Personalized Tracker	M	T	W	T	F	S	S

Notes

Sleep Tracker

	PM						AM											PM					T
	6	7	8	9	10	11	12	1	2	3	4	5	6	7	8	9	10	11	12	1	2	3	4	5
M	6	7	8	9	10	11	12	1	2	3	4	5	6	7	8	9	10	11	12	1	2	3	4	5
T	6	7	8	9	10	11	12	1	2	3	4	5	6	7	8	9	10	11	12	1	2	3	4	5
W	6	7	8	9	10	11	12	1	2	3	4	5	6	7	8	9	10	11	12	1	2	3	4	5
T	6	7	8	9	10	11	12	1	2	3	4	5	6	7	8	9	10	11	12	1	2	3	4	5
F	6	7	8	9	10	11	12	1	2	3	4	5	6	7	8	9	10	11	12	1	2	3	4	5
S	6	7	8	9	10	11	12	1	2	3	4	5	6	7	8	9	10	11	12	1	2	3	4	5
S	6	7	8	9	10	11	12	1	2	3	4	5	6	7	8	9	10	11	12	1	2	3	4	5

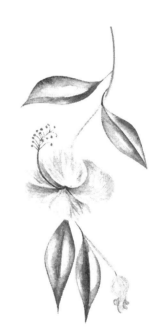

		M	T	W	T	F	S	S
	3							
	2							
	1							
Energy Level	0							
	3							
	2							
	1							
Mood / Anxiety Level	0							
	3							
	2							
	1							
Stressful Events	0							

Track Hot Flashes

	AM						PM												AM					T
	7	8	9	10	11	12	1	2	3	4	5	6	7	8	9	10	11	12	1	2	3	4	5	6
M																								
T																								
W																								
T																								
F																								
S																								
S																								

Today I Have Felt	M	T	W	T	F	S	S
Happy							
Energetic							
OK							
Peaceful							
Sensitive							
Angry							
Irritated							
Lonely							
Nervous							
Tired							
Overwhelmed							
Other:							
Other:							
Other:							
Other:							

Personalized Tracker	M	T	W	T	F	S	S

Notes

Week Beginning:

Sleep Tracker

	PM						AM											PM					T
M	6	7	8	9	10	11	12	1	2	3	4	5	6	7	8	9	10	11	12	1	2	3	4	5
T	6	7	8	9	10	11	12	1	2	3	4	5	6	7	8	9	10	11	12	1	2	3	4	5
W	6	7	8	9	10	11	12	1	2	3	4	5	6	7	8	9	10	11	12	1	2	3	4	5
T	6	7	8	9	10	11	12	1	2	3	4	5	6	7	8	9	10	11	12	1	2	3	4	5
F	6	7	8	9	10	11	12	1	2	3	4	5	6	7	8	9	10	11	12	1	2	3	4	5
S	6	7	8	9	10	11	12	1	2	3	4	5	6	7	8	9	10	11	12	1	2	3	4	5
S	6	7	8	9	10	11	12	1	2	3	4	5	6	7	8	9	10	11	12	1	2	3	4	5

		M	T	W	T	F	S	S
	3							
	2							
	1							
Energy Level	0							
	3							
	2							
	1							
Mood / Anxiety Level	0							
	3							
	2							
	1							
Stressful Events	0							

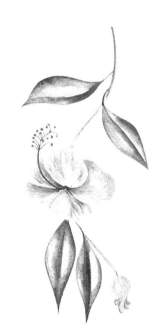

Track Hot Flashes

	AM						PM											AM					T
	7	8	9	10	11	12	1	2	3	4	5	6	7	8	9	10	11	12	1	2	3	4	5	6
M																								
T																								
W																								
T																								
F																								
S																								
S																								

Today I Have Felt	M	T	W	T	F	S	S
Happy							
Energetic							
OK							
Peaceful							
Sensitive							
Angry							
Irritated							
Lonely							
Nervous							
Tired							
Overwhelmed							
Other:							
Other:							
Other:							
Other:							

Personalized Tracker	M	T	W	T	F	S	S

Notes

Month: _____

	1	2	3	4	5	6	7	8	9	10	11	12	13	14	15	16	17	18	19	20	21	22	23	24	25	26	27	28	29	30	31
Hot Flash																															
Night Sweat																															
Cold Flash																															
Brain Fog																															
Breast Tenderness																															
Bloating																															
Cervical Fluid																															
Libido																															
Joint Pain																															
Muscle Cramps																															
Headache																															
Migraine																															

32

	1	2	3	4	5	6	7	8	9	10	11	12	13	14	15	16	17	18	19	20	21	22	23	24	25	26	27	28	29	30	31
Palpitations																															
Itchy																															
Frequent Urination																															
Constipation																															
Diarrhoea																															
Restless Legs																															
Mood Swings																															
Acne																															
Dizzy Spell																															
Panic Attack																															
Other:																															
Other:																															
Other:																															

33

Week Beginning: _____

Sleep Tracker

	PM						AM												PM						T
M	6	7	8	9	10	11	12	1	2	3	4	5	6	7	8	9	10	11	12	1	2	3	4	5	
T	6	7	8	9	10	11	12	1	2	3	4	5	6	7	8	9	10	11	12	1	2	3	4	5	
W	6	7	8	9	10	11	12	1	2	3	4	5	6	7	8	9	10	11	12	1	2	3	4	5	
T	6	7	8	9	10	11	12	1	2	3	4	5	6	7	8	9	10	11	12	1	2	3	4	5	
F	6	7	8	9	10	11	12	1	2	3	4	5	6	7	8	9	10	11	12	1	2	3	4	5	
S	6	7	8	9	10	11	12	1	2	3	4	5	6	7	8	9	10	11	12	1	2	3	4	5	
S	6	7	8	9	10	11	12	1	2	3	4	5	6	7	8	9	10	11	12	1	2	3	4	5	

		M	T	W	T	F	S	S
	3							
	2							
	1							
Energy Level	0							
	3							
	2							
Mood / Anxiety	1							
Level	0							
	3							
	2							
	1							
Stressful Events	0							

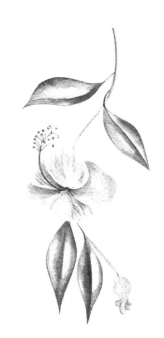

Track Hot Flashes

	AM						PM												AM						T
	7	8	9	10	11	12	1	2	3	4	5	6	7	8	9	10	11	12	1	2	3	4	5	6	
M																									
T																									
W																									
T																									
F																									
S																									
S																									

Today I Have Felt	M	T	W	T	F	S	S
Happy							
Energetic							
OK							
Peaceful							
Sensitive							
Angry							
Irritated							
Lonely							
Nervous							
Tired							
Overwhelmed							
Other:							
Other:							
Other:							
Other:							

Personalized Tracker	M	T	W	T	F	S	S

Notes

Sleep Tracker

	PM						AM												PM						T
M	6	7	8	9	10	11	12	1	2	3	4	5	6	7	8	9	10	11	12	1	2	3	4	5	
T	6	7	8	9	10	11	12	1	2	3	4	5	6	7	8	9	10	11	12	1	2	3	4	5	
W	6	7	8	9	10	11	12	1	2	3	4	5	6	7	8	9	10	11	12	1	2	3	4	5	
T	6	7	8	9	10	11	12	1	2	3	4	5	6	7	8	9	10	11	12	1	2	3	4	5	
F	6	7	8	9	10	11	12	1	2	3	4	5	6	7	8	9	10	11	12	1	2	3	4	5	
S	6	7	8	9	10	11	12	1	2	3	4	5	6	7	8	9	10	11	12	1	2	3	4	5	
S	6	7	8	9	10	11	12	1	2	3	4	5	6	7	8	9	10	11	12	1	2	3	4	5	

		M	T	W	T	F	S	S
	3							
	2							
	1							
Energy Level	0							
	3							
	2							
	1							
Mood / Anxiety Level	0							
	3							
	2							
	1							
Stressful Events	0							

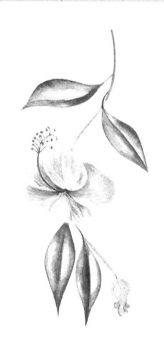

Track Hot Flashes

	AM						PM												AM						T
	7	8	9	10	11	12	1	2	3	4	5	6	7	8	9	10	11	12	1	2	3	4	5	6	
M																									
T																									
W																									
T																									
F																									
S																									
S																									

Today I Have Felt	M	T	W	T	F	S	S
Happy							
Energetic							
OK							
Peaceful							
Sensitive							
Angry							
Irritated							
Lonely							
Nervous							
Tired							
Overwhelmed							
Other:							
Other:							
Other:							
Other:							

Personalized Tracker	M	T	W	T	F	S	S

Notes

Week Beginning: _____

Sleep Tracker

	PM						AM											PM					T
M	6	7	8	9	10	11	12	1	2	3	4	5	6	7	8	9	10	11	12	1	2	3	4	5
T	6	7	8	9	10	11	12	1	2	3	4	5	6	7	8	9	10	11	12	1	2	3	4	5
W	6	7	8	9	10	11	12	1	2	3	4	5	6	7	8	9	10	11	12	1	2	3	4	5
T	6	7	8	9	10	11	12	1	2	3	4	5	6	7	8	9	10	11	12	1	2	3	4	5
F	6	7	8	9	10	11	12	1	2	3	4	5	6	7	8	9	10	11	12	1	2	3	4	5
S	6	7	8	9	10	11	12	1	2	3	4	5	6	7	8	9	10	11	12	1	2	3	4	5
S	6	7	8	9	10	11	12	1	2	3	4	5	6	7	8	9	10	11	12	1	2	3	4	5

		M	T	W	T	F	S	S
	3							
	2							
	1							
Energy Level	0							
	3							
	2							
	1							
Mood / Anxiety Level	0							
	3							
	2							
	1							
Stressful Events	0							

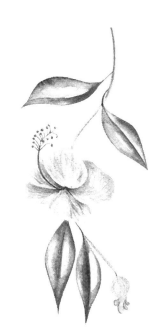

Track Hot Flashes

	AM						PM											AM					T
	7	8	9	10	11	12	1	2	3	4	5	6	7	8	9	10	11	12	1	2	3	4	5	6
M																								
T																								
W																								
T																								
F																								
S																								
S																								

Today I Have Felt	M	T	W	T	F	S	S
Happy							
Energetic							
OK							
Peaceful							
Sensitive							
Angry							
Irritated							
Lonely							
Nervous							
Tired							
Overwhelmed							
Other:							
Other:							
Other:							
Other:							

Personalized Tracker	M	T	W	T	F	S	S

Notes

Week Beginning: _____

Sleep Tracker

	PM						AM											PM					T
M	6	7	8	9	10	11	12	1	2	3	4	5	6	7	8	9	10	11	12	1	2	3	4	5
T	6	7	8	9	10	11	12	1	2	3	4	5	6	7	8	9	10	11	12	1	2	3	4	5
W	6	7	8	9	10	11	12	1	2	3	4	5	6	7	8	9	10	11	12	1	2	3	4	5
T	6	7	8	9	10	11	12	1	2	3	4	5	6	7	8	9	10	11	12	1	2	3	4	5
F	6	7	8	9	10	11	12	1	2	3	4	5	6	7	8	9	10	11	12	1	2	3	4	5
S	6	7	8	9	10	11	12	1	2	3	4	5	6	7	8	9	10	11	12	1	2	3	4	5
S	6	7	8	9	10	11	12	1	2	3	4	5	6	7	8	9	10	11	12	1	2	3	4	5

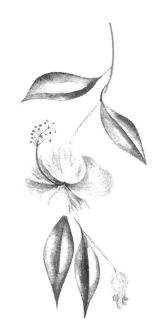

		M	T	W	T	F	S	S
	3							
	2							
	1							
Energy Level	0							
	3							
	2							
	1							
Mood / Anxiety Level	0							
	3							
	2							
	1							
Stressful Events	0							

Track Hot Flashes

	AM						PM											AM					T
	7	8	9	10	11	12	1	2	3	4	5	6	7	8	9	10	11	12	1	2	3	4	5	6
M																								
T																								
W																								
T																								
F																								
S																								
S																								

Today I Have Felt	M	T	W	T	F	S	S
Happy							
Energetic							
OK							
Peaceful							
Sensitive							
Angry							
Irritated							
Lonely							
Nervous							
Tired							
Overwhelmed							
Other:							
Other:							
Other:							
Other:							

Personalized Tracker	M	T	W	T	F	S	S

Notes

Month: _____

	1	2	3	4	5	6	7	8	9	10	11	12	13	14	15	16	17	18	19	20	21	22	23	24	25	26	27	28	29	30	31
Hot Flash																															
Night Sweat																															
Cold Flash																															
Brain Fog																															
Breast Tenderness																															
Bloating																															
Cervical Fluid																															
Libido																															
Joint Pain																															
Muscle Cramps																															
Headache																															
Migraine																															

	1	2	3	4	5	6	7	8	9	10	11	12	13	14	15	16	17	18	19	20	21	22	23	24	25	26	27	28	29	30	31
Palpitations																															
Itchy																															
Frequent Urination																															
Constipation																															
Diarrhoea																															
Restless Legs																															
Mood Swings																															
Acne																															
Dizzy Spell																															
Panic Attack																															
Other:																															
Other:																															
Other:																															

Week Beginning: _____

Sleep Tracker

	PM						AM											PM						T
M	6	7	8	9	10	11	12	1	2	3	4	5	6	7	8	9	10	11	12	1	2	3	4	5
T	6	7	8	9	10	11	12	1	2	3	4	5	6	7	8	9	10	11	12	1	2	3	4	5
W	6	7	8	9	10	11	12	1	2	3	4	5	6	7	8	9	10	11	12	1	2	3	4	5
T	6	7	8	9	10	11	12	1	2	3	4	5	6	7	8	9	10	11	12	1	2	3	4	5
F	6	7	8	9	10	11	12	1	2	3	4	5	6	7	8	9	10	11	12	1	2	3	4	5
S	6	7	8	9	10	11	12	1	2	3	4	5	6	7	8	9	10	11	12	1	2	3	4	5
S	6	7	8	9	10	11	12	1	2	3	4	5	6	7	8	9	10	11	12	1	2	3	4	5

		M	T	W	T	F	S	S
	3							
	2							
	1							
Energy Level	0							
	3							
	2							
	1							
Mood / Anxiety Level	0							
	3							
	2							
	1							
Stressful Events	0							

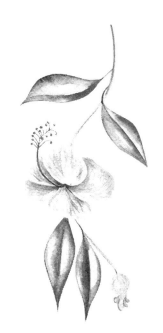

Track Hot Flashes

	AM						PM											AM						T
	7	8	9	10	11	12	1	2	3	4	5	6	7	8	9	10	11	12	1	2	3	4	5	6
M																								
T																								
W																								
T																								
F																								
S																								
S																								

Today I Have Felt	M	T	W	T	F	S	S
Happy							
Energetic							
OK							
Peaceful							
Sensitive							
Angry							
Irritated							
Lonely							
Nervous							
Tired							
Overwhelmed							
Other:							
Other:							
Other:							
Other:							

Personalized Tracker	M	T	W	T	F	S	S

Notes

Week Beginning: _____

Sleep Tracker

	PM						AM												PM						T
M	6	7	8	9	10	11	12	1	2	3	4	5	6	7	8	9	10	11	12	1	2	3	4	5	
T	6	7	8	9	10	11	12	1	2	3	4	5	6	7	8	9	10	11	12	1	2	3	4	5	
W	6	7	8	9	10	11	12	1	2	3	4	5	6	7	8	9	10	11	12	1	2	3	4	5	
T	6	7	8	9	10	11	12	1	2	3	4	5	6	7	8	9	10	11	12	1	2	3	4	5	
F	6	7	8	9	10	11	12	1	2	3	4	5	6	7	8	9	10	11	12	1	2	3	4	5	
S	6	7	8	9	10	11	12	1	2	3	4	5	6	7	8	9	10	11	12	1	2	3	4	5	
S	6	7	8	9	10	11	12	1	2	3	4	5	6	7	8	9	10	11	12	1	2	3	4	5	

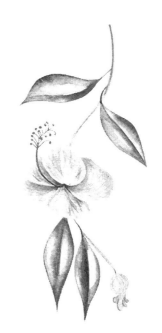

		M	T	W	T	F	S	S
	3							
	2							
	1							
Energy Level	0							
	3							
	2							
	1							
Mood / Anxiety Level	0							
	3							
	2							
	1							
Stressful Events	0							

Track Hot Flashes

	AM						PM												AM						T
	7	8	9	10	11	12	1	2	3	4	5	6	7	8	9	10	11	12	1	2	3	4	5	6	
M																									
T																									
W																									
T																									
F																									
S																									
S																									

Today I Have Felt	M	T	W	T	F	S	S
Happy							
Energetic							
OK							
Peaceful							
Sensitive							
Angry							
Irritated							
Lonely							
Nervous							
Tired							
Overwhelmed							
Other:							
Other:							
Other:							
Other:							

Personalized Tracker	M	T	W	T	F	S	S

Notes

Week Beginning: _____

Sleep Tracker

	PM						AM												PM						T
M	6	7	8	9	10	11	12	1	2	3	4	5	6	7	8	9	10	11	12	1	2	3	4	5	
T	6	7	8	9	10	11	12	1	2	3	4	5	6	7	8	9	10	11	12	1	2	3	4	5	
W	6	7	8	9	10	11	12	1	2	3	4	5	6	7	8	9	10	11	12	1	2	3	4	5	
T	6	7	8	9	10	11	12	1	2	3	4	5	6	7	8	9	10	11	12	1	2	3	4	5	
F	6	7	8	9	10	11	12	1	2	3	4	5	6	7	8	9	10	11	12	1	2	3	4	5	
S	6	7	8	9	10	11	12	1	2	3	4	5	6	7	8	9	10	11	12	1	2	3	4	5	
S	6	7	8	9	10	11	12	1	2	3	4	5	6	7	8	9	10	11	12	1	2	3	4	5	

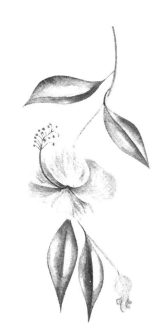

		M	T	W	T	F	S	S
	3							
	2							
	1							
Energy Level	0							
	3							
	2							
	1							
Mood / Anxiety Level	0							
	3							
	2							
	1							
Stressful Events	0							

Track Hot Flashes

	AM						PM												AM						T
	7	8	9	10	11	12	1	2	3	4	5	6	7	8	9	10	11	12	1	2	3	4	5	6	
M																									
T																									
W																									
T																									
F																									
S																									
S																									

Today I Have Felt	M	T	W	T	F	S	S
Happy							
Energetic							
OK							
Peaceful							
Sensitive							
Angry							
Irritated							
Lonely							
Nervous							
Tired							
Overwhelmed							
Other:							
Other:							
Other:							
Other:							

Personalized Tracker	M	T	W	T	F	S	S

Notes

Week Beginning: ....

Sleep Tracker

	PM						AM											PM					T
	6	7	8	9	10	11	12	1	2	3	4	5	6	7	8	9	10	11	12	1	2	3	4	5
M	6	7	8	9	10	11	12	1	2	3	4	5	6	7	8	9	10	11	12	1	2	3	4	5
T	6	7	8	9	10	11	12	1	2	3	4	5	6	7	8	9	10	11	12	1	2	3	4	5
W	6	7	8	9	10	11	12	1	2	3	4	5	6	7	8	9	10	11	12	1	2	3	4	5
T	6	7	8	9	10	11	12	1	2	3	4	5	6	7	8	9	10	11	12	1	2	3	4	5
F	6	7	8	9	10	11	12	1	2	3	4	5	6	7	8	9	10	11	12	1	2	3	4	5
S	6	7	8	9	10	11	12	1	2	3	4	5	6	7	8	9	10	11	12	1	2	3	4	5
S	6	7	8	9	10	11	12	1	2	3	4	5	6	7	8	9	10	11	12	1	2	3	4	5

		M	T	W	T	F	S	S
	3							
	2							
	1							
Energy Level	0							
	3							
	2							
	1							
Mood / Anxiety Level	0							
	3							
	2							
	1							
Stressful Events	0							

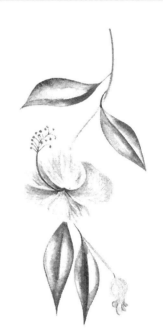

Track Hot Flashes

	AM						PM											AM						T
	7	8	9	10	11	12	1	2	3	4	5	6	7	8	9	10	11	12	1	2	3	4	5	6
M																								
T																								
W																								
T																								
F																								
S																								
S																								

Today I Have Felt	M	T	W	T	F	S	S
Happy							
Energetic							
OK							
Peaceful							
Sensitive							
Angry							
Irritated							
Lonely							
Nervous							
Tired							
Overwhelmed							
Other:							
Other:							
Other:							
Other:							

Personalized Tracker	M	T	W	T	F	S	S

Notes

Month: _____

	1	2	3	4	5	6	7	8	9	10	11	12	13	14	15	16	17	18	19	20	21	22	23	24	25	26	27	28	29	30	31
Hot Flash																															
Night Sweat																															
Cold Flash																															
Brain Fog																															
Breast Tenderness																															
Bloating																															
Cervical Fluid																															
Libido																															
Joint Pain																															
Muscle Cramps																															
Headache																															
Migraine																															

	1	2	3	4	5	6	7	8	9	10	11	12	13	14	15	16	17	18	19	20	21	22	23	24	25	26	27	28	29	30	31
Palpitations																															
Itchy																															
Frequent Urination																															
Constipation																															
Diarrhoea																															
Restless Legs																															
Mood Swings																															
Acne																															
Dizzy Spell																															
Panic Attack																															
Other:																															
Other:																															
Other:																															

53

Week Beginning: _____

Sleep Tracker

	PM						AM											PM					T
M	6	7	8	9	10	11	12	1	2	3	4	5	6	7	8	9	10	11	12	1	2	3	4	5
T	6	7	8	9	10	11	12	1	2	3	4	5	6	7	8	9	10	11	12	1	2	3	4	5
W	6	7	8	9	10	11	12	1	2	3	4	5	6	7	8	9	10	11	12	1	2	3	4	5
T	6	7	8	9	10	11	12	1	2	3	4	5	6	7	8	9	10	11	12	1	2	3	4	5
F	6	7	8	9	10	11	12	1	2	3	4	5	6	7	8	9	10	11	12	1	2	3	4	5
S	6	7	8	9	10	11	12	1	2	3	4	5	6	7	8	9	10	11	12	1	2	3	4	5
S	6	7	8	9	10	11	12	1	2	3	4	5	6	7	8	9	10	11	12	1	2	3	4	5

		M	T	W	T	F	S	S
	3							
	2							
	1							
Energy Level	0							
	3							
	2							
	1							
Mood / Anxiety Level	0							
	3							
	2							
	1							
Stressful Events	0							

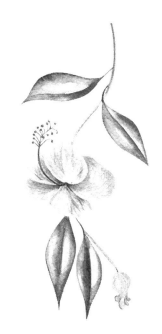

Track Hot Flashes

	AM						PM											AM					T
	7	8	9	10	11	12	1	2	3	4	5	6	7	8	9	10	11	12	1	2	3	4	5	6
M																								
T																								
W																								
T																								
F																								
S																								
S																								

Today I Have Felt	M	T	W	T	F	S	S
Happy							
Energetic							
OK							
Peaceful							
Sensitive							
Angry							
Irritated							
Lonely							
Nervous							
Tired							
Overwhelmed							
Other:							
Other:							
Other:							
Other:							

Personalized Tracker	M	T	W	T	F	S	S

Notes

Week Beginning:

Sleep Tracker

	PM						AM											PM					T
	6	7	8	9	10	11	12	1	2	3	4	5	6	7	8	9	10	11	12	1	2	3	4	5
M	6	7	8	9	10	11	12	1	2	3	4	5	6	7	8	9	10	11	12	1	2	3	4	5
T	6	7	8	9	10	11	12	1	2	3	4	5	6	7	8	9	10	11	12	1	2	3	4	5
W	6	7	8	9	10	11	12	1	2	3	4	5	6	7	8	9	10	11	12	1	2	3	4	5
T	6	7	8	9	10	11	12	1	2	3	4	5	6	7	8	9	10	11	12	1	2	3	4	5
F	6	7	8	9	10	11	12	1	2	3	4	5	6	7	8	9	10	11	12	1	2	3	4	5
S	6	7	8	9	10	11	12	1	2	3	4	5	6	7	8	9	10	11	12	1	2	3	4	5
S	6	7	8	9	10	11	12	1	2	3	4	5	6	7	8	9	10	11	12	1	2	3	4	5

		M	T	W	T	F	S	S
	3							
	2							
	1							
Energy Level	0							
	3							
	2							
	1							
Mood / Anxiety Level	0							
	3							
	2							
	1							
Stressful Events	0							

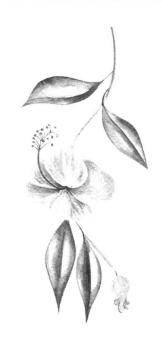

Track Hot Flashes

	AM						PM												AM						T
	7	8	9	10	11	12	1	2	3	4	5	6	7	8	9	10	11	12	1	2	3	4	5	6	
M																									
T																									
W																									
T																									
F																									
S																									
S																									

Today I Have Felt	M	T	W	T	F	S	S
Happy							
Energetic							
OK							
Peaceful							
Sensitive							
Angry							
Irritated							
Lonely							
Nervous							
Tired							
Overwhelmed							
Other:							
Other:							
Other:							
Other:							

Personalized Tracker	M	T	W	T	F	S	S

Notes

Sleep Tracker

	PM						AM											PM					T
M	6	7	8	9	10	11	12	1	2	3	4	5	6	7	8	9	10	11	12	1	2	3	4	5
T	6	7	8	9	10	11	12	1	2	3	4	5	6	7	8	9	10	11	12	1	2	3	4	5
W	6	7	8	9	10	11	12	1	2	3	4	5	6	7	8	9	10	11	12	1	2	3	4	5
T	6	7	8	9	10	11	12	1	2	3	4	5	6	7	8	9	10	11	12	1	2	3	4	5
F	6	7	8	9	10	11	12	1	2	3	4	5	6	7	8	9	10	11	12	1	2	3	4	5
S	6	7	8	9	10	11	12	1	2	3	4	5	6	7	8	9	10	11	12	1	2	3	4	5
S	6	7	8	9	10	11	12	1	2	3	4	5	6	7	8	9	10	11	12	1	2	3	4	5

		M	T	W	T	F	S	S
	3							
	2							
	1							
Energy Level	0							
	3							
	2							
	1							
Mood / Anxiety Level	0							
	3							
	2							
	1							
Stressful Events	0							

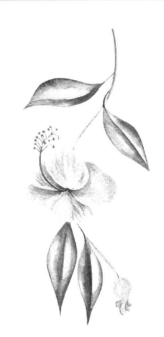

Track Hot Flashes

	AM						PM											AM					T
	7	8	9	10	11	12	1	2	3	4	5	6	7	8	9	10	11	12	1	2	3	4	5	6
M																								
T																								
W																								
T																								
F																								
S																								
S																								

Today I Have Felt	M	T	W	T	F	S	S
Happy							
Energetic							
OK							
Peaceful							
Sensitive							
Angry							
Irritated							
Lonely							
Nervous							
Tired							
Overwhelmed							
Other:							
Other:							
Other:							
Other:							

Personalized Tracker	M	T	W	T	F	S	S

Notes

Week Beginning:

Sleep Tracker

	PM							AM											PM					T
M	6	7	8	9	10	11	12	1	2	3	4	5	6	7	8	9	10	11	12	1	2	3	4	5
T	6	7	8	9	10	11	12	1	2	3	4	5	6	7	8	9	10	11	12	1	2	3	4	5
W	6	7	8	9	10	11	12	1	2	3	4	5	6	7	8	9	10	11	12	1	2	3	4	5
T	6	7	8	9	10	11	12	1	2	3	4	5	6	7	8	9	10	11	12	1	2	3	4	5
F	6	7	8	9	10	11	12	1	2	3	4	5	6	7	8	9	10	11	12	1	2	3	4	5
S	6	7	8	9	10	11	12	1	2	3	4	5	6	7	8	9	10	11	12	1	2	3	4	5
S	6	7	8	9	10	11	12	1	2	3	4	5	6	7	8	9	10	11	12	1	2	3	4	5

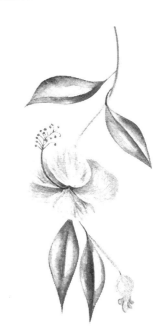

		M	T	W	T	F	S	S
	3							
	2							
	1							
Energy Level	0							
	3							
	2							
Mood / Anxiety	1							
Level	0							
	3							
	2							
	1							
Stressful Events	0							

Track Hot Flashes

	AM						PM												AM						T
	7	8	9	10	11	12	1	2	3	4	5	6	7	8	9	10	11	12	1	2	3	4	5	6	
M																									
T																									
W																									
T																									
F																									
S																									
S																									

Today I Have Felt	M	T	W	T	F	S	S
Happy							
Energetic							
OK							
Peaceful							
Sensitive							
Angry							
Irritated							
Lonely							
Nervous							
Tired							
Overwhelmed							
Other:							
Other:							
Other:							
Other:							

Personalized Tracker	M	T	W	T	F	S	S

Notes

Month: _____

	1	2	3	4	5	6	7	8	9	10	11	12	13	14	15	16	17	18	19	20	21	22	23	24	25	26	27	28	29	30	31
Hot Flash																															
Night Sweat																															
Cold Flash																															
Brain Fog																															
Breast Tenderness																															
Bloating																															
Cervical Fluid																															
Libido																															
Joint Pain																															
Muscle Cramps																															
Headache																															
Migraine																															

	1	2	3	4	5	6	7	8	9	10	11	12	13	14	15	16	17	18	19	20	21	22	23	24	25	26	27	28	29	30	31
Palpitations																															
Itchy																															
Frequent Urination																															
Constipation																															
Diarrhoea																															
Restless Legs																															
Mood Swings																															
Acne																															
Dizzy Spell																															
Panic Attack																															
Other:																															
Other:																															
Other:																															

Sleep Tracker

	PM						AM												PM					T
M	6	7	8	9	10	11	12	1	2	3	4	5	6	7	8	9	10	11	12	1	2	3	4	5	
T	6	7	8	9	10	11	12	1	2	3	4	5	6	7	8	9	10	11	12	1	2	3	4	5	
W	6	7	8	9	10	11	12	1	2	3	4	5	6	7	8	9	10	11	12	1	2	3	4	5	
T	6	7	8	9	10	11	12	1	2	3	4	5	6	7	8	9	10	11	12	1	2	3	4	5	
F	6	7	8	9	10	11	12	1	2	3	4	5	6	7	8	9	10	11	12	1	2	3	4	5	
S	6	7	8	9	10	11	12	1	2	3	4	5	6	7	8	9	10	11	12	1	2	3	4	5	
S	6	7	8	9	10	11	12	1	2	3	4	5	6	7	8	9	10	11	12	1	2	3	4	5	

		M	T	W	T	F	S	S
	3							
	2							
	1							
Energy Level	0							
	3							
	2							
	1							
Mood / Anxiety Level	0							
	3							
	2							
	1							
Stressful Events	0							

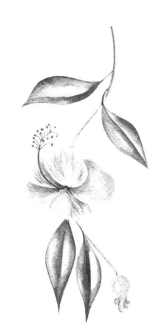

Track Hot Flashes

	AM						PM											AM						T
	7	8	9	10	11	12	1	2	3	4	5	6	7	8	9	10	11	12	1	2	3	4	5	6	
M																									
T																									
W																									
T																									
F																									
S																									
S																									

Today I Have Felt	M	T	W	T	F	S	S
Happy							
Energetic							
OK							
Peaceful							
Sensitive							
Angry							
Irritated							
Lonely							
Nervous							
Tired							
Overwhelmed							
Other:							
Other:							
Other:							
Other:							

Personalized Tracker	M	T	W	T	F	S	S

Notes

Sleep Tracker

	PM						AM												PM						T
M	6	7	8	9	10	11	12	1	2	3	4	5	6	7	8	9	10	11	12	1	2	3	4	5	
T	6	7	8	9	10	11	12	1	2	3	4	5	6	7	8	9	10	11	12	1	2	3	4	5	
W	6	7	8	9	10	11	12	1	2	3	4	5	6	7	8	9	10	11	12	1	2	3	4	5	
T	6	7	8	9	10	11	12	1	2	3	4	5	6	7	8	9	10	11	12	1	2	3	4	5	
F	6	7	8	9	10	11	12	1	2	3	4	5	6	7	8	9	10	11	12	1	2	3	4	5	
S	6	7	8	9	10	11	12	1	2	3	4	5	6	7	8	9	10	11	12	1	2	3	4	5	
S	6	7	8	9	10	11	12	1	2	3	4	5	6	7	8	9	10	11	12	1	2	3	4	5	

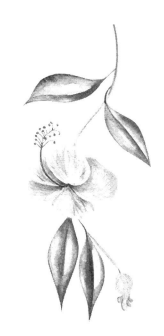

		M	T	W	T	F	S	S
	3							
	2							
	1							
Energy Level	0							
	3							
	2							
	1							
Mood / Anxiety Level	0							
	3							
	2							
	1							
Stressful Events	0							

Track Hot Flashes

	AM						PM												AM						T
	7	8	9	10	11	12	1	2	3	4	5	6	7	8	9	10	11	12	1	2	3	4	5	6	
M																									
T																									
W																									
T																									
F																									
S																									
S																									

Today I Have Felt	M	T	W	T	F	S	S
Happy							
Energetic							
OK							
Peaceful							
Sensitive							
Angry							
Irritated							
Lonely							
Nervous							
Tired							
Overwhelmed							
Other:							
Other:							
Other:							
Other:							

Personalized Tracker	M	T	W	T	F	S	S

Notes

67

Sleep Tracker

	PM						AM												PM						T
	6	7	8	9	10	11	12	1	2	3	4	5	6	7	8	9	10	11	12	1	2	3	4	5	
M	6	7	8	9	10	11	12	1	2	3	4	5	6	7	8	9	10	11	12	1	2	3	4	5	
T	6	7	8	9	10	11	12	1	2	3	4	5	6	7	8	9	10	11	12	1	2	3	4	5	
W	6	7	8	9	10	11	12	1	2	3	4	5	6	7	8	9	10	11	12	1	2	3	4	5	
T	6	7	8	9	10	11	12	1	2	3	4	5	6	7	8	9	10	11	12	1	2	3	4	5	
F	6	7	8	9	10	11	12	1	2	3	4	5	6	7	8	9	10	11	12	1	2	3	4	5	
S	6	7	8	9	10	11	12	1	2	3	4	5	6	7	8	9	10	11	12	1	2	3	4	5	
S	6	7	8	9	10	11	12	1	2	3	4	5	6	7	8	9	10	11	12	1	2	3	4	5	

		M	T	W	T	F	S	S
	3							
	2							
	1							
Energy Level	0							
	3							
	2							
	1							
Mood / Anxiety Level	0							
	3							
	2							
	1							
Stressful Events	0							

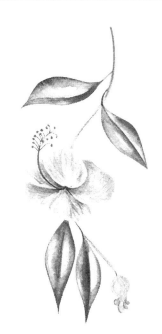

Track Hot Flashes

	AM						PM												AM						T
	7	8	9	10	11	12	1	2	3	4	5	6	7	8	9	10	11	12	1	2	3	4	5	6	
M																									
T																									
W																									
T																									
F																									
S																									
S																									

Today I Have Felt	M	T	W	T	F	S	S
Happy							
Energetic							
OK							
Peaceful							
Sensitive							
Angry							
Irritated							
Lonely							
Nervous							
Tired							
Overwhelmed							
Other:							
Other:							
Other:							
Other:							

Personalized Tracker	M	T	W	T	F	S	S

Notes

Week Beginning: ....

Sleep Tracker

	PM						AM											PM					T
	6	7	8	9	10	11	12	1	2	3	4	5	6	7	8	9	10	11	12	1	2	3	4	5
M	6	7	8	9	10	11	12	1	2	3	4	5	6	7	8	9	10	11	12	1	2	3	4	5
T	6	7	8	9	10	11	12	1	2	3	4	5	6	7	8	9	10	11	12	1	2	3	4	5
W	6	7	8	9	10	11	12	1	2	3	4	5	6	7	8	9	10	11	12	1	2	3	4	5
T	6	7	8	9	10	11	12	1	2	3	4	5	6	7	8	9	10	11	12	1	2	3	4	5
F	6	7	8	9	10	11	12	1	2	3	4	5	6	7	8	9	10	11	12	1	2	3	4	5
S	6	7	8	9	10	11	12	1	2	3	4	5	6	7	8	9	10	11	12	1	2	3	4	5
S	6	7	8	9	10	11	12	1	2	3	4	5	6	7	8	9	10	11	12	1	2	3	4	5

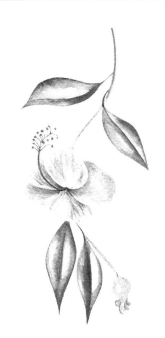

	M	T	W	T	F	S	S
3							
2							
1							
Energy Level — 0							
3							
2							
1							
Mood / Anxiety Level — 0							
3							
2							
1							
Stressful Events — 0							

Track Hot Flashes

	AM						PM											AM						T
	7	8	9	10	11	12	1	2	3	4	5	6	7	8	9	10	11	12	1	2	3	4	5	6
M																								
T																								
W																								
T																								
F																								
S																								
S																								

Today I Have Felt	M	T	W	T	F	S	S
Happy							
Energetic							
OK							
Peaceful							
Sensitive							
Angry							
Irritated							
Lonely							
Nervous							
Tired							
Overwhelmed							
Other:							
Other:							
Other:							
Other:							

Personalized Tracker	M	T	W	T	F	S	S

Notes

Month:

	1	2	3	4	5	6	7	8	9	10	11	12	13	14	15	16	17	18	19	20	21	22	23	24	25	26	27	28	29	30	31
Hot Flash																															
Night Sweat																															
Cold Flash																															
Brain Fog																															
Breast Tenderness																															
Bloating																															
Cervical Fluid																															
Libido																															
Joint Pain																															
Muscle Cramps																															
Headache																															
Migraine																															

72

	1	2	3	4	5	6	7	8	9	10	11	12	13	14	15	16	17	18	19	20	21	22	23	24	25	26	27	28	29	30	31
Palpitations																															
Itchy																															
Frequent Urination																															
Constipation																															
Diarrhoea																															
Restless Legs																															
Mood Swings																															
Acne																															
Dizzy Spell																															
Panic Attack																															
Other:																															
Other:																															
Other:																															

Sleep Tracker

	PM						AM											PM					T
M	6	7	8	9	10	11	12	1	2	3	4	5	6	7	8	9	10	11	12	1	2	3	4	5
T	6	7	8	9	10	11	12	1	2	3	4	5	6	7	8	9	10	11	12	1	2	3	4	5
W	6	7	8	9	10	11	12	1	2	3	4	5	6	7	8	9	10	11	12	1	2	3	4	5
T	6	7	8	9	10	11	12	1	2	3	4	5	6	7	8	9	10	11	12	1	2	3	4	5
F	6	7	8	9	10	11	12	1	2	3	4	5	6	7	8	9	10	11	12	1	2	3	4	5
S	6	7	8	9	10	11	12	1	2	3	4	5	6	7	8	9	10	11	12	1	2	3	4	5
S	6	7	8	9	10	11	12	1	2	3	4	5	6	7	8	9	10	11	12	1	2	3	4	5

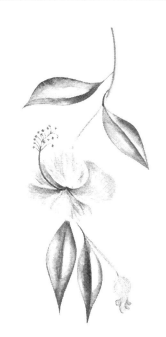

		M	T	W	T	F	S	S
	3							
	2							
	1							
Energy Level	0							
	3							
	2							
Mood / Anxiety Level	1							
	0							
	3							
	2							
	1							
Stressful Events	0							

Track Hot Flashes

	AM						PM											AM						T
	7	8	9	10	11	12	1	2	3	4	5	6	7	8	9	10	11	12	1	2	3	4	5	6
M																								
T																								
W																								
T																								
F																								
S																								
S																								

Today I Have Felt	M	T	W	T	F	S	S
Happy							
Energetic							
OK							
Peaceful							
Sensitive							
Angry							
Irritated							
Lonely							
Nervous							
Tired							
Overwhelmed							
Other:							
Other:							
Other:							
Other:							

Personalized Tracker	M	T	W	T	F	S	S

Notes

Week Beginning: _____

Sleep Tracker

	PM						AM											PM					T
M	6	7	8	9	10	11	12	1	2	3	4	5	6	7	8	9	10	11	12	1	2	3	4	5
T	6	7	8	9	10	11	12	1	2	3	4	5	6	7	8	9	10	11	12	1	2	3	4	5
W	6	7	8	9	10	11	12	1	2	3	4	5	6	7	8	9	10	11	12	1	2	3	4	5
T	6	7	8	9	10	11	12	1	2	3	4	5	6	7	8	9	10	11	12	1	2	3	4	5
F	6	7	8	9	10	11	12	1	2	3	4	5	6	7	8	9	10	11	12	1	2	3	4	5
S	6	7	8	9	10	11	12	1	2	3	4	5	6	7	8	9	10	11	12	1	2	3	4	5
S	6	7	8	9	10	11	12	1	2	3	4	5	6	7	8	9	10	11	12	1	2	3	4	5

		M	T	W	T	F	S	S
	3							
	2							
	1							
Energy Level	0							
	3							
	2							
	1							
Mood / Anxiety Level	0							
	3							
	2							
	1							
Stressful Events	0							

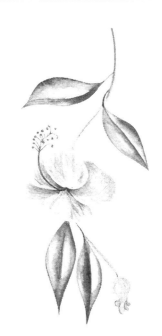

Track Hot Flashes

	AM						PM											AM					T
	7	8	9	10	11	12	1	2	3	4	5	6	7	8	9	10	11	12	1	2	3	4	5	6
M																								
T																								
W																								
T																								
F																								
S																								
S																								

Today I Have Felt	M	T	W	T	F	S	S
Happy							
Energetic							
OK							
Peaceful							
Sensitive							
Angry							
Irritated							
Lonely							
Nervous							
Tired							
Overwhelmed							
Other:							
Other:							
Other:							
Other:							

Personalized Tracker	M	T	W	T	F	S	S

Notes

Sleep Tracker

	PM						AM												PM						T
	6	7	8	9	10	11	12	1	2	3	4	5	6	7	8	9	10	11	12	1	2	3	4	5	
M	6	7	8	9	10	11	12	1	2	3	4	5	6	7	8	9	10	11	12	1	2	3	4	5	
T	6	7	8	9	10	11	12	1	2	3	4	5	6	7	8	9	10	11	12	1	2	3	4	5	
W	6	7	8	9	10	11	12	1	2	3	4	5	6	7	8	9	10	11	12	1	2	3	4	5	
T	6	7	8	9	10	11	12	1	2	3	4	5	6	7	8	9	10	11	12	1	2	3	4	5	
F	6	7	8	9	10	11	12	1	2	3	4	5	6	7	8	9	10	11	12	1	2	3	4	5	
S	6	7	8	9	10	11	12	1	2	3	4	5	6	7	8	9	10	11	12	1	2	3	4	5	
S	6	7	8	9	10	11	12	1	2	3	4	5	6	7	8	9	10	11	12	1	2	3	4	5	

		M	T	W	T	F	S	S
	3							
	2							
	1							
Energy Level	0							
	3							
	2							
	1							
Mood / Anxiety Level	0							
	3							
	2							
	1							
Stressful Events	0							

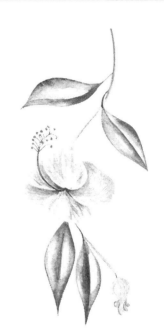

Track Hot Flashes

	AM						PM												AM						T
	7	8	9	10	11	12	1	2	3	4	5	6	7	8	9	10	11	12	1	2	3	4	5	6	
M																									
T																									
W																									
T																									
F																									
S																									
S																									

Today I Have Felt	M	T	W	T	F	S	S
Happy							
Energetic							
OK							
Peaceful							
Sensitive							
Angry							
Irritated							
Lonely							
Nervous							
Tired							
Overwhelmed							
Other:							
Other:							
Other:							
Other:							

Personalized Tracker	M	T	W	T	F	S	S

Notes

Week Beginning: _____

Sleep Tracker

	PM						AM											PM					T
M	6	7	8	9	10	11	12	1	2	3	4	5	6	7	8	9	10	11	12	1	2	3	4	5
T	6	7	8	9	10	11	12	1	2	3	4	5	6	7	8	9	10	11	12	1	2	3	4	5
W	6	7	8	9	10	11	12	1	2	3	4	5	6	7	8	9	10	11	12	1	2	3	4	5
T	6	7	8	9	10	11	12	1	2	3	4	5	6	7	8	9	10	11	12	1	2	3	4	5
F	6	7	8	9	10	11	12	1	2	3	4	5	6	7	8	9	10	11	12	1	2	3	4	5
S	6	7	8	9	10	11	12	1	2	3	4	5	6	7	8	9	10	11	12	1	2	3	4	5
S	6	7	8	9	10	11	12	1	2	3	4	5	6	7	8	9	10	11	12	1	2	3	4	5

		M	T	W	T	F	S	S
	3							
	2							
	1							
Energy Level	0							
	3							
	2							
	1							
Mood / Anxiety Level	0							
	3							
	2							
	1							
Stressful Events	0							

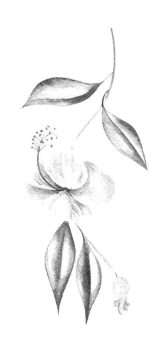

Track Hot Flashes

	AM						PM											AM					T
	7	8	9	10	11	12	1	2	3	4	5	6	7	8	9	10	11	12	1	2	3	4	5	6
M																								
T																								
W																								
T																								
F																								
S																								
S																								

Today I Have Felt	M	T	W	T	F	S	S
Happy							
Energetic							
OK							
Peaceful							
Sensitive							
Angry							
Irritated							
Lonely							
Nervous							
Tired							
Overwhelmed							
Other:							
Other:							
Other:							
Other:							

Personalized Tracker	M	T	W	T	F	S	S

Notes

Month: _____

	1	2	3	4	5	6	7	8	9	10	11	12	13	14	15	16	17	18	19	20	21	22	23	24	25	26	27	28	29	30	31
Hot Flash																															
Night Sweat																															
Cold Flash																															
Brain Fog																															
Breast Tenderness																															
Bloating																															
Cervical Fluid																															
Libido																															
Joint Pain																															
Muscle Cramps																															
Headache																															
Migraine																															

	1	2	3	4	5	6	7	8	9	10	11	12	13	14	15	16	17	18	19	20	21	22	23	24	25	26	27	28	29	30	31
Palpitations																															
Itchy																															
Frequent Urination																															
Constipation																															
Diarrhoea																															
Restless Legs																															
Mood Swings																															
Acne																															
Dizzy Spell																															
Panic Attack																															
Other:																															
Other:																															
Other:																															

Week Beginning: ....

Sleep Tracker

	PM						AM											PM					T
	6	7	8	9	10	11	12	1	2	3	4	5	6	7	8	9	10	11	12	1	2	3	4	5
M	6	7	8	9	10	11	12	1	2	3	4	5	6	7	8	9	10	11	12	1	2	3	4	5
T	6	7	8	9	10	11	12	1	2	3	4	5	6	7	8	9	10	11	12	1	2	3	4	5
W	6	7	8	9	10	11	12	1	2	3	4	5	6	7	8	9	10	11	12	1	2	3	4	5
T	6	7	8	9	10	11	12	1	2	3	4	5	6	7	8	9	10	11	12	1	2	3	4	5
F	6	7	8	9	10	11	12	1	2	3	4	5	6	7	8	9	10	11	12	1	2	3	4	5
S	6	7	8	9	10	11	12	1	2	3	4	5	6	7	8	9	10	11	12	1	2	3	4	5
S	6	7	8	9	10	11	12	1	2	3	4	5	6	7	8	9	10	11	12	1	2	3	4	5

		M	T	W	T	F	S	S
	3							
	2							
	1							
Energy Level	0							
	3							
	2							
	1							
Mood / Anxiety Level	0							
	3							
	2							
	1							
Stressful Events	0							

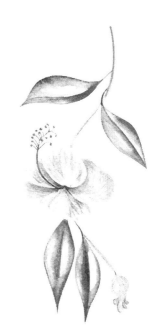

Track Hot Flashes

	AM						PM												AM					T
	7	8	9	10	11	12	1	2	3	4	5	6	7	8	9	10	11	12	1	2	3	4	5	6
M																								
T																								
W																								
T																								
F																								
S																								
S																								

Today I Have Felt	M	T	W	T	F	S	S
Happy							
Energetic							
OK							
Peaceful							
Sensitive							
Angry							
Irritated							
Lonely							
Nervous							
Tired							
Overwhelmed							
Other:							
Other:							
Other:							
Other:							

Personalized Tracker	M	T	W	T	F	S	S

Notes

Sleep Tracker

	PM						AM											PM					T
	6	7	8	9	10	11	12	1	2	3	4	5	6	7	8	9	10	11	12	1	2	3	4	5
M	6	7	8	9	10	11	12	1	2	3	4	5	6	7	8	9	10	11	12	1	2	3	4	5
T	6	7	8	9	10	11	12	1	2	3	4	5	6	7	8	9	10	11	12	1	2	3	4	5
W	6	7	8	9	10	11	12	1	2	3	4	5	6	7	8	9	10	11	12	1	2	3	4	5
T	6	7	8	9	10	11	12	1	2	3	4	5	6	7	8	9	10	11	12	1	2	3	4	5
F	6	7	8	9	10	11	12	1	2	3	4	5	6	7	8	9	10	11	12	1	2	3	4	5
S	6	7	8	9	10	11	12	1	2	3	4	5	6	7	8	9	10	11	12	1	2	3	4	5
S	6	7	8	9	10	11	12	1	2	3	4	5	6	7	8	9	10	11	12	1	2	3	4	5

		M	T	W	T	F	S	S
	3							
	2							
	1							
Energy Level	0							
	3							
	2							
	1							
Mood / Anxiety Level	0							
	3							
	2							
	1							
Stressful Events	0							

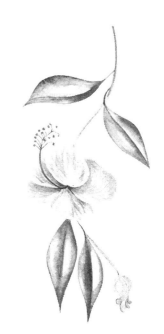

Track Hot Flashes

	AM						PM												AM					T
	7	8	9	10	11	12	1	2	3	4	5	6	7	8	9	10	11	12	1	2	3	4	5	6
M																								
T																								
W																								
T																								
F																								
S																								
S																								

Today I Have Felt	M	T	W	T	F	S	S
Happy							
Energetic							
OK							
Peaceful							
Sensitive							
Angry							
Irritated							
Lonely							
Nervous							
Tired							
Overwhelmed							
Other:							
Other:							
Other:							
Other:							

Personalized Tracker	M	T	W	T	F	S	S

Notes

Sleep Tracker

	PM							AM											PM					T
M	6	7	8	9	10	11	12	1	2	3	4	5	6	7	8	9	10	11	12	1	2	3	4	5
T	6	7	8	9	10	11	12	1	2	3	4	5	6	7	8	9	10	11	12	1	2	3	4	5
W	6	7	8	9	10	11	12	1	2	3	4	5	6	7	8	9	10	11	12	1	2	3	4	5
T	6	7	8	9	10	11	12	1	2	3	4	5	6	7	8	9	10	11	12	1	2	3	4	5
F	6	7	8	9	10	11	12	1	2	3	4	5	6	7	8	9	10	11	12	1	2	3	4	5
S	6	7	8	9	10	11	12	1	2	3	4	5	6	7	8	9	10	11	12	1	2	3	4	5
S	6	7	8	9	10	11	12	1	2	3	4	5	6	7	8	9	10	11	12	1	2	3	4	5

		M	T	W	T	F	S	S
	3							
	2							
	1							
Energy Level	0							
	3							
	2							
	1							
Mood / Anxiety Level	0							
	3							
	2							
	1							
Stressful Events	0							

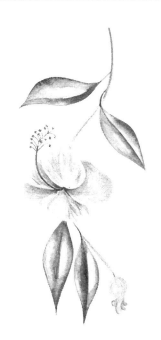

Track Hot Flashes

	AM						PM											AM						T
	7	8	9	10	11	12	1	2	3	4	5	6	7	8	9	10	11	12	1	2	3	4	5	6
M																								
T																								
W																								
T																								
F																								
S																								
S																								

Today I Have Felt	M	T	W	T	F	S	S
Happy							
Energetic							
OK							
Peaceful							
Sensitive							
Angry							
Irritated							
Lonely							
Nervous							
Tired							
Overwhelmed							
Other:							
Other:							
Other:							
Other:							

Personalized Tracker	M	T	W	T	F	S	S

Notes

Sleep Tracker

	PM						AM											PM					T
M	6	7	8	9	10	11	12	1	2	3	4	5	6	7	8	9	10	11	12	1	2	3	4	5
T	6	7	8	9	10	11	12	1	2	3	4	5	6	7	8	9	10	11	12	1	2	3	4	5
W	6	7	8	9	10	11	12	1	2	3	4	5	6	7	8	9	10	11	12	1	2	3	4	5
T	6	7	8	9	10	11	12	1	2	3	4	5	6	7	8	9	10	11	12	1	2	3	4	5
F	6	7	8	9	10	11	12	1	2	3	4	5	6	7	8	9	10	11	12	1	2	3	4	5
S	6	7	8	9	10	11	12	1	2	3	4	5	6	7	8	9	10	11	12	1	2	3	4	5
S	6	7	8	9	10	11	12	1	2	3	4	5	6	7	8	9	10	11	12	1	2	3	4	5

		M	T	W	T	F	S	S
	3							
	2							
	1							
Energy Level	0							
	3							
	2							
	1							
Mood / Anxiety Level	0							
	3							
	2							
	1							
Stressful Events	0							

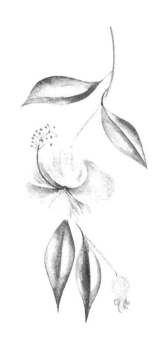

Track Hot Flashes

	AM						PM											AM					T
	7	8	9	10	11	12	1	2	3	4	5	6	7	8	9	10	11	12	1	2	3	4	5	6
M																								
T																								
W																								
T																								
F																								
S																								
S																								

Today I Have Felt	M	T	W	T	F	S	S
Happy							
Energetic							
OK							
Peaceful							
Sensitive							
Angry							
Irritated							
Lonely							
Nervous							
Tired							
Overwhelmed							
Other:							
Other:							
Other:							
Other:							

Personalized Tracker	M	T	W	T	F	S	S

Notes

Month: _____

	1	2	3	4	5	6	7	8	9	10	11	12	13	14	15	16	17	18	19	20	21	22	23	24	25	26	27	28	29	30	31
Hot Flash																															
Night Sweat																															
Cold Flash																															
Brain Fog																															
Breast Tenderness																															
Bloating																															
Cervical Fluid																															
Libido																															
Joint Pain																															
Muscle Cramps																															
Headache																															
Migraine																															

	1	2	3	4	5	6	7	8	9	10	11	12	13	14	15	16	17	18	19	20	21	22	23	24	25	26	27	28	29	30	31
Palpitations																															
Itchy																															
Frequent Urination																															
Constipation																															
Diarrhoea																															
Restless Legs																															
Mood Swings																															
Acne																															
Dizzy Spell																															
Panic Attack																															
Other:																															
Other:																															
Other:																															

Sleep Tracker

	PM						AM											PM					T
M	6	7	8	9	10	11	12	1	2	3	4	5	6	7	8	9	10	11	12	1	2	3	4	5
T	6	7	8	9	10	11	12	1	2	3	4	5	6	7	8	9	10	11	12	1	2	3	4	5
W	6	7	8	9	10	11	12	1	2	3	4	5	6	7	8	9	10	11	12	1	2	3	4	5
T	6	7	8	9	10	11	12	1	2	3	4	5	6	7	8	9	10	11	12	1	2	3	4	5
F	6	7	8	9	10	11	12	1	2	3	4	5	6	7	8	9	10	11	12	1	2	3	4	5
S	6	7	8	9	10	11	12	1	2	3	4	5	6	7	8	9	10	11	12	1	2	3	4	5
S	6	7	8	9	10	11	12	1	2	3	4	5	6	7	8	9	10	11	12	1	2	3	4	5

		M	T	W	T	F	S	S
	3							
	2							
	1							
Energy Level	0							
	3							
	2							
	1							
Mood / Anxiety Level	0							
	3							
	2							
	1							
Stressful Events	0							

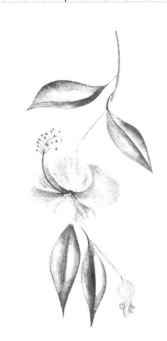

Track Hot Flashes

	AM						PM											AM					T
	7	8	9	10	11	12	1	2	3	4	5	6	7	8	9	10	11	12	1	2	3	4	5	6
M																								
T																								
W																								
T																								
F																								
S																								
S																								

Today I Have Felt	M	T	W	T	F	S	S
Happy							
Energetic							
OK							
Peaceful							
Sensitive							
Angry							
Irritated							
Lonely							
Nervous							
Tired							
Overwhelmed							
Other:							
Other:							
Other:							
Other:							

Personalized Tracker	M	T	W	T	F	S	S

Notes

Sleep Tracker

	PM							AM											PM					T
M	6	7	8	9	10	11	12	1	2	3	4	5	6	7	8	9	10	11	12	1	2	3	4	5
T	6	7	8	9	10	11	12	1	2	3	4	5	6	7	8	9	10	11	12	1	2	3	4	5
W	6	7	8	9	10	11	12	1	2	3	4	5	6	7	8	9	10	11	12	1	2	3	4	5
T	6	7	8	9	10	11	12	1	2	3	4	5	6	7	8	9	10	11	12	1	2	3	4	5
F	6	7	8	9	10	11	12	1	2	3	4	5	6	7	8	9	10	11	12	1	2	3	4	5
S	6	7	8	9	10	11	12	1	2	3	4	5	6	7	8	9	10	11	12	1	2	3	4	5
S	6	7	8	9	10	11	12	1	2	3	4	5	6	7	8	9	10	11	12	1	2	3	4	5

		M	T	W	T	F	S	S
	3							
	2							
	1							
Energy Level	0							
	3							
	2							
	1							
Mood / Anxiety Level	0							
	3							
	2							
	1							
Stressful Events	0							

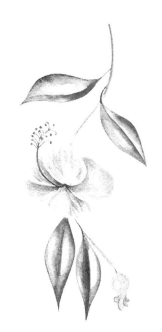

Track Hot Flashes

	AM						PM											AM						T
	7	8	9	10	11	12	1	2	3	4	5	6	7	8	9	10	11	12	1	2	3	4	5	6
M																								
T																								
W																								
T																								
F																								
S																								
S																								

Today I Have Felt	M	T	W	T	F	S	S
Happy							
Energetic							
OK							
Peaceful							
Sensitive							
Angry							
Irritated							
Lonely							
Nervous							
Tired							
Overwhelmed							
Other:							
Other:							
Other:							
Other:							

Personalized Tracker	M	T	W	T	F	S	S

Notes

Week Beginning: _____

Sleep Tracker

	PM						AM												PM					T
	6	7	8	9	10	11	12	1	2	3	4	5	6	7	8	9	10	11	12	1	2	3	4	5
M																								
T	6	7	8	9	10	11	12	1	2	3	4	5	6	7	8	9	10	11	12	1	2	3	4	5
W	6	7	8	9	10	11	12	1	2	3	4	5	6	7	8	9	10	11	12	1	2	3	4	5
T	6	7	8	9	10	11	12	1	2	3	4	5	6	7	8	9	10	11	12	1	2	3	4	5
F	6	7	8	9	10	11	12	1	2	3	4	5	6	7	8	9	10	11	12	1	2	3	4	5
S	6	7	8	9	10	11	12	1	2	3	4	5	6	7	8	9	10	11	12	1	2	3	4	5
S	6	7	8	9	10	11	12	1	2	3	4	5	6	7	8	9	10	11	12	1	2	3	4	5

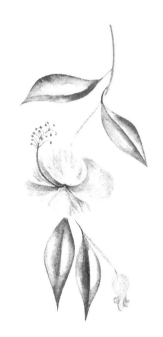

		M	T	W	T	F	S	S
	3							
	2							
	1							
Energy Level	0							
	3							
	2							
	1							
Mood / Anxiety Level	0							
	3							
	2							
	1							
Stressful Events	0							

Track Hot Flashes

	AM						PM												AM						T
	7	8	9	10	11	12	1	2	3	4	5	6	7	8	9	10	11	12	1	2	3	4	5	6	
M																									
T																									
W																									
T																									
F																									
S																									
S																									

Today I Have Felt	M	T	W	T	F	S	S
Happy							
Energetic							
OK							
Peaceful							
Sensitive							
Angry							
Irritated							
Lonely							
Nervous							
Tired							
Overwhelmed							
Other:							
Other:							
Other:							
Other:							

Personalized Tracker	M	T	W	T	F	S	S

Notes

Week Beginning: _____

Sleep Tracker

	PM						AM											PM					T
M	6	7	8	9	10	11	12	1	2	3	4	5	6	7	8	9	10	11	12	1	2	3	4	5
T	6	7	8	9	10	11	12	1	2	3	4	5	6	7	8	9	10	11	12	1	2	3	4	5
W	6	7	8	9	10	11	12	1	2	3	4	5	6	7	8	9	10	11	12	1	2	3	4	5
T	6	7	8	9	10	11	12	1	2	3	4	5	6	7	8	9	10	11	12	1	2	3	4	5
F	6	7	8	9	10	11	12	1	2	3	4	5	6	7	8	9	10	11	12	1	2	3	4	5
S	6	7	8	9	10	11	12	1	2	3	4	5	6	7	8	9	10	11	12	1	2	3	4	5
S	6	7	8	9	10	11	12	1	2	3	4	5	6	7	8	9	10	11	12	1	2	3	4	5

		M	T	W	T	F	S	S
	3							
	2							
	1							
Energy Level	0							
	3							
	2							
	1							
Mood / Anxiety Level	0							
	3							
	2							
	1							
Stressful Events	0							

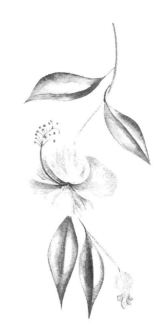

Track Hot Flashes

	AM						PM											AM					T
	7	8	9	10	11	12	1	2	3	4	5	6	7	8	9	10	11	12	1	2	3	4	5	6
M																								
T																								
W																								
T																								
F																								
S																								
S																								

Today I Have Felt	M	T	W	T	F	S	S
Happy							
Energetic							
OK							
Peaceful							
Sensitive							
Angry							
Irritated							
Lonely							
Nervous							
Tired							
Overwhelmed							
Other:							
Other:							
Other:							
Other:							

Personalized Tracker	M	T	W	T	F	S	S

Notes

Month: _____

	1	2	3	4	5	6	7	8	9	10	11	12	13	14	15	16	17	18	19	20	21	22	23	24	25	26	27	28	29	30	31
Hot Flash																															
Night Sweat																															
Cold Flash																															
Brain Fog																															
Breast Tenderness																															
Bloating																															
Cervical Fluid																															
Libido																															
Joint Pain																															
Muscle Cramps																															
Headache																															
Migraine																															

	1	2	3	4	5	6	7	8	9	10	11	12	13	14	15	16	17	18	19	20	21	22	23	24	25	26	27	28	29	30	31
Palpitations																															
Itchy																															
Frequent Urination																															
Constipation																															
Diarrhoea																															
Restless Legs																															
Mood Swings																															
Acne																															
Dizzy Spell																															
Panic Attack																															
Other:																															
Other:																															
Other:																															

Sleep Tracker

	PM						AM												PM						T
	6	7	8	9	10	11	12	1	2	3	4	5	6	7	8	9	10	11	12	1	2	3	4	5	
M																									
T																									
W																									
T																									
F																									
S																									
S																									

		M	T	W	T	F	S	S
	3							
	2							
	1							
Energy Level	0							
	3							
	2							
	1							
Mood / Anxiety Level	0							
	3							
	2							
	1							
Stressful Events	0							

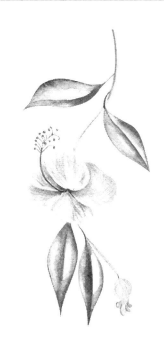

Track Hot Flashes

	AM						PM												AM						T
	7	8	9	10	11	12	1	2	3	4	5	6	7	8	9	10	11	12	1	2	3	4	5	6	
M																									
T																									
W																									
T																									
F																									
S																									
S																									

Today I Have Felt	M	T	W	T	F	S	S
Happy							
Energetic							
OK							
Peaceful							
Sensitive							
Angry							
Irritated							
Lonely							
Nervous							
Tired							
Overwhelmed							
Other:							
Other:							
Other:							
Other:							

Personalized Tracker	M	T	W	T	F	S	S

Notes

Sleep Tracker

	PM						AM											PM						T
M	6	7	8	9	10	11	12	1	2	3	4	5	6	7	8	9	10	11	12	1	2	3	4	5
T	6	7	8	9	10	11	12	1	2	3	4	5	6	7	8	9	10	11	12	1	2	3	4	5
W	6	7	8	9	10	11	12	1	2	3	4	5	6	7	8	9	10	11	12	1	2	3	4	5
T	6	7	8	9	10	11	12	1	2	3	4	5	6	7	8	9	10	11	12	1	2	3	4	5
F	6	7	8	9	10	11	12	1	2	3	4	5	6	7	8	9	10	11	12	1	2	3	4	5
S	6	7	8	9	10	11	12	1	2	3	4	5	6	7	8	9	10	11	12	1	2	3	4	5
S	6	7	8	9	10	11	12	1	2	3	4	5	6	7	8	9	10	11	12	1	2	3	4	5

		M	T	W	T	F	S	S
	3							
	2							
	1							
Energy Level	0							
	3							
	2							
Mood / Anxiety	1							
Level	0							
	3							
	2							
	1							
Stressful Events	0							

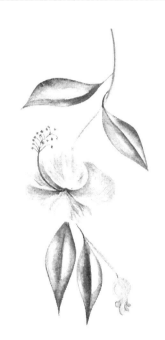

Track Hot Flashes

	AM						PM											AM						T
	7	8	9	10	11	12	1	2	3	4	5	6	7	8	9	10	11	12	1	2	3	4	5	6
M																								
T																								
W																								
T																								
F																								
S																								
S																								

Today I Have Felt	M	T	W	T	F	S	S
Happy							
Energetic							
OK							
Peaceful							
Sensitive							
Angry							
Irritated							
Lonely							
Nervous							
Tired							
Overwhelmed							
Other:							
Other:							
Other:							
Other:							

Personalized Tracker	M	T	W	T	F	S	S

Notes

Week Beginning: _____

Sleep Tracker

	PM						AM											PM					T
	6	7	8	9	10	11	12	1	2	3	4	5	6	7	8	9	10	11	12	1	2	3	4	5
M																								
T																								
W																								
T																								
F																								
S																								
S																								

		M	T	W	T	F	S	S
	3							
	2							
	1							
Energy Level	0							
	3							
	2							
Mood / Anxiety Level	1							
	0							
	3							
	2							
	1							
Stressful Events	0							

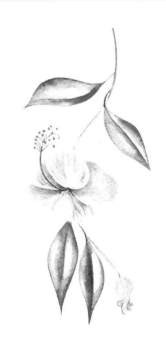

Track Hot Flashes

	AM						PM											AM					T
	7	8	9	10	11	12	1	2	3	4	5	6	7	8	9	10	11	12	1	2	3	4	5	6
M																								
T																								
W																								
T																								
F																								
S																								
S																								

Today I Have Felt	M	T	W	T	F	S	S
Happy							
Energetic							
OK							
Peaceful							
Sensitive							
Angry							
Irritated							
Lonely							
Nervous							
Tired							
Overwhelmed							
Other:							
Other:							
Other:							
Other:							

Personalized Tracker	M	T	W	T	F	S	S

Notes

Sleep Tracker

	PM						AM											PM					T
M	6	7	8	9	10	11	12	1	2	3	4	5	6	7	8	9	10	11	12	1	2	3	4	5
T	6	7	8	9	10	11	12	1	2	3	4	5	6	7	8	9	10	11	12	1	2	3	4	5
W	6	7	8	9	10	11	12	1	2	3	4	5	6	7	8	9	10	11	12	1	2	3	4	5
T	6	7	8	9	10	11	12	1	2	3	4	5	6	7	8	9	10	11	12	1	2	3	4	5
F	6	7	8	9	10	11	12	1	2	3	4	5	6	7	8	9	10	11	12	1	2	3	4	5
S	6	7	8	9	10	11	12	1	2	3	4	5	6	7	8	9	10	11	12	1	2	3	4	5
S	6	7	8	9	10	11	12	1	2	3	4	5	6	7	8	9	10	11	12	1	2	3	4	5

		M	T	W	T	F	S	S
	3							
	2							
	1							
Energy Level	0							
	3							
	2							
	1							
Mood / Anxiety Level	0							
	3							
	2							
	1							
Stressful Events	0							

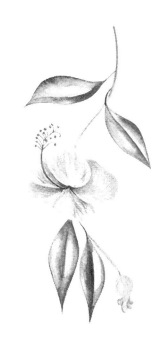

Track Hot Flashes

	AM						PM											AM					T
	7	8	9	10	11	12	1	2	3	4	5	6	7	8	9	10	11	12	1	2	3	4	5	6
M																								
T																								
W																								
T																								
F																								
S																								
S																								

Today I Have Felt	M	T	W	T	F	S	S
Happy							
Energetic							
OK							
Peaceful							
Sensitive							
Angry							
Irritated							
Lonely							
Nervous							
Tired							
Overwhelmed							
Other:							
Other:							
Other:							
Other:							

Personalized Tracker	M	T	W	T	F	S	S

Notes

Month: _____

	1	2	3	4	5	6	7	8	9	10	11	12	13	14	15	16	17	18	19	20	21	22	23	24	25	26	27	28	29	30	31
Hot Flash																															
Night Sweat																															
Cold Flash																															
Brain Fog																															
Breast Tenderness																															
Bloating																															
Cervical Fluid																															
Libido																															
Joint Pain																															
Muscle Cramps																															
Headache																															
Migraine																															

	1	2	3	4	5	6	7	8	9	10	11	12	13	14	15	16	17	18	19	20	21	22	23	24	25	26	27	28	29	30	31
Palpitations																															
Itchy																															
Frequent Urination																															
Constipation																															
Diarrhoea																															
Restless Legs																															
Mood Swings																															
Acne																															
Dizzy Spell																															
Panic Attack																															
Other:																															
Other:																															
Other:																															

Sleep Tracker

	PM						AM											PM					T
M	6	7	8	9	10	11	12	1	2	3	4	5	6	7	8	9	10	11	12	1	2	3	4	5
T	6	7	8	9	10	11	12	1	2	3	4	5	6	7	8	9	10	11	12	1	2	3	4	5
W	6	7	8	9	10	11	12	1	2	3	4	5	6	7	8	9	10	11	12	1	2	3	4	5
T	6	7	8	9	10	11	12	1	2	3	4	5	6	7	8	9	10	11	12	1	2	3	4	5
F	6	7	8	9	10	11	12	1	2	3	4	5	6	7	8	9	10	11	12	1	2	3	4	5
S	6	7	8	9	10	11	12	1	2	3	4	5	6	7	8	9	10	11	12	1	2	3	4	5
S	6	7	8	9	10	11	12	1	2	3	4	5	6	7	8	9	10	11	12	1	2	3	4	5

		M	T	W	T	F	S	S
	3							
	2							
	1							
Energy Level	0							
	3							
	2							
	1							
Mood / Anxiety Level	0							
	3							
	2							
	1							
Stressful Events	0							

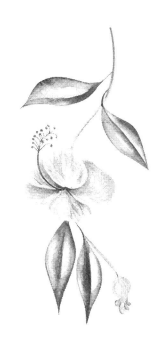

Track Hot Flashes

	AM						PM											AM					T
	7	8	9	10	11	12	1	2	3	4	5	6	7	8	9	10	11	12	1	2	3	4	5	6
M																								
T																								
W																								
T																								
F																								
S																								
S																								

Today I Have Felt	M	T	W	T	F	S	S
Happy							
Energetic							
OK							
Peaceful							
Sensitive							
Angry							
Irritated							
Lonely							
Nervous							
Tired							
Overwhelmed							
Other:							
Other:							
Other:							
Other:							

Personalized Tracker	M	T	W	T	F	S	S

Notes

Sleep Tracker

	PM						AM											PM					T
M	6	7	8	9	10	11	12	1	2	3	4	5	6	7	8	9	10	11	12	1	2	3	4	5
T	6	7	8	9	10	11	12	1	2	3	4	5	6	7	8	9	10	11	12	1	2	3	4	5
W	6	7	8	9	10	11	12	1	2	3	4	5	6	7	8	9	10	11	12	1	2	3	4	5
T	6	7	8	9	10	11	12	1	2	3	4	5	6	7	8	9	10	11	12	1	2	3	4	5
F	6	7	8	9	10	11	12	1	2	3	4	5	6	7	8	9	10	11	12	1	2	3	4	5
S	6	7	8	9	10	11	12	1	2	3	4	5	6	7	8	9	10	11	12	1	2	3	4	5
S	6	7	8	9	10	11	12	1	2	3	4	5	6	7	8	9	10	11	12	1	2	3	4	5

		M	T	W	T	F	S	S
	3							
	2							
	1							
Energy Level	0							
	3							
	2							
	1							
Mood / Anxiety Level	0							
	3							
	2							
	1							
Stressful Events	0							

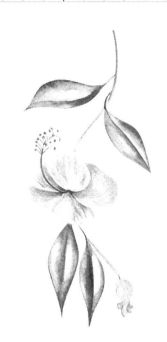

Track Hot Flashes

	AM						PM												AM					T
	7	8	9	10	11	12	1	2	3	4	5	6	7	8	9	10	11	12	1	2	3	4	5	6
M																								
T																								
W																								
T																								
F																								
S																								
S																								

Today I Have Felt	M	T	W	T	F	S	S
Happy							
Energetic							
OK							
Peaceful							
Sensitive							
Angry							
Irritated							
Lonely							
Nervous							
Tired							
Overwhelmed							
Other:							
Other:							
Other:							
Other:							

Personalized Tracker	M	T	W	T	F	S	S

Notes

Week Beginning:

Sleep Tracker

		PM						AM											PM					T
M	6	7	8	9	10	11	12	1	2	3	4	5	6	7	8	9	10	11	12	1	2	3	4	5
T	6	7	8	9	10	11	12	1	2	3	4	5	6	7	8	9	10	11	12	1	2	3	4	5
W	6	7	8	9	10	11	12	1	2	3	4	5	6	7	8	9	10	11	12	1	2	3	4	5
T	6	7	8	9	10	11	12	1	2	3	4	5	6	7	8	9	10	11	12	1	2	3	4	5
F	6	7	8	9	10	11	12	1	2	3	4	5	6	7	8	9	10	11	12	1	2	3	4	5
S	6	7	8	9	10	11	12	1	2	3	4	5	6	7	8	9	10	11	12	1	2	3	4	5
S	6	7	8	9	10	11	12	1	2	3	4	5	6	7	8	9	10	11	12	1	2	3	4	5

		M	T	W	T	F	S	S
	3							
	2							
	1							
Energy Level	0							
	3							
	2							
Mood / Anxiety	1							
Level	0							
	3							
	2							
	1							
Stressful Events	0							

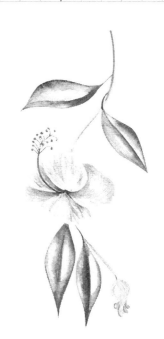

Track Hot Flashes

			AM				PM										AM					T
	7	8	9	10	11	12	1	2	3	4	5	6	7	8	9	10	11	12	1	2	3	4	5	6
M																								
T																								
W																								
T																								
F																								
S																								
S																								

Today I Have Felt	M	T	W	T	F	S	S
Happy							
Energetic							
OK							
Peaceful							
Sensitive							
Angry							
Irritated							
Lonely							
Nervous							
Tired							
Overwhelmed							
Other:							
Other:							
Other:							
Other:							

Personalized Tracker	M	T	W	T	F	S	S

Notes

Week Beginning:

Sleep Tracker

	PM						AM											PM						T
M	6	7	8	9	10	11	12	1	2	3	4	5	6	7	8	9	10	11	12	1	2	3	4	5
T	6	7	8	9	10	11	12	1	2	3	4	5	6	7	8	9	10	11	12	1	2	3	4	5
W	6	7	8	9	10	11	12	1	2	3	4	5	6	7	8	9	10	11	12	1	2	3	4	5
T	6	7	8	9	10	11	12	1	2	3	4	5	6	7	8	9	10	11	12	1	2	3	4	5
F	6	7	8	9	10	11	12	1	2	3	4	5	6	7	8	9	10	11	12	1	2	3	4	5
S	6	7	8	9	10	11	12	1	2	3	4	5	6	7	8	9	10	11	12	1	2	3	4	5
S	6	7	8	9	10	11	12	1	2	3	4	5	6	7	8	9	10	11	12	1	2	3	4	5

		M	T	W	T	F	S	S
	3							
	2							
	1							
Energy Level	0							
	3							
	2							
	1							
Mood / Anxiety Level	0							
	3							
	2							
	1							
Stressful Events	0							

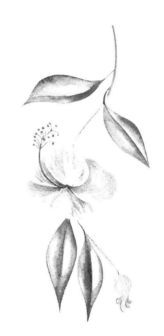

Track Hot Flashes

	AM						PM											AM						T
	7	8	9	10	11	12	1	2	3	4	5	6	7	8	9	10	11	12	1	2	3	4	5	6
M																								
T																								
W																								
T																								
F																								
S																								
S																								

Today I Have Felt	M	T	W	T	F	S	S
Happy							
Energetic							
OK							
Peaceful							
Sensitive							
Angry							
Irritated							
Lonely							
Nervous							
Tired							
Overwhelmed							
Other:							
Other:							
Other:							
Other:							

Personalized Tracker	M	T	W	T	F	S	S

Notes

Month: _____

	1	2	3	4	5	6	7	8	9	10	11	12	13	14	15	16	17	18	19	20	21	22	23	24	25	26	27	28	29	30	31
Hot Flash																															
Night Sweat																															
Cold Flash																															
Brain Fog																															
Breast Tenderness																															
Bloating																															
Cervical Fluid																															
Libido																															
Joint Pain																															
Muscle Cramps																															
Headache																															
Migraine																															

	1	2	3	4	5	6	7	8	9	10	11	12	13	14	15	16	17	18	19	20	21	22	23	24	25	26	27	28	29	30	31
Palpitations																															
Itchy																															
Frequent Urination																															
Constipation																															
Diarrhoea																															
Restless Legs																															
Mood Swings																															
Acne																															
Dizzy Spell																															
Panic Attack																															
Other:																															
Other:																															
Other:																															

Week Beginning: _____

Sleep Tracker

	PM						AM											PM					T
	6	7	8	9	10	11	12	1	2	3	4	5	6	7	8	9	10	11	12	1	2	3	4	5
M	6	7	8	9	10	11	12	1	2	3	4	5	6	7	8	9	10	11	12	1	2	3	4	5
T	6	7	8	9	10	11	12	1	2	3	4	5	6	7	8	9	10	11	12	1	2	3	4	5
W	6	7	8	9	10	11	12	1	2	3	4	5	6	7	8	9	10	11	12	1	2	3	4	5
T	6	7	8	9	10	11	12	1	2	3	4	5	6	7	8	9	10	11	12	1	2	3	4	5
F	6	7	8	9	10	11	12	1	2	3	4	5	6	7	8	9	10	11	12	1	2	3	4	5
S	6	7	8	9	10	11	12	1	2	3	4	5	6	7	8	9	10	11	12	1	2	3	4	5
S	6	7	8	9	10	11	12	1	2	3	4	5	6	7	8	9	10	11	12	1	2	3	4	5

		M	T	W	T	F	S	S
	3							
	2							
	1							
Energy Level	0							
	3							
	2							
	1							
Mood / Anxiety Level	0							
	3							
	2							
	1							
Stressful Events	0							

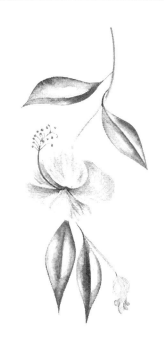

Track Hot Flashes

	AM						PM												AM					T
	7	8	9	10	11	12	1	2	3	4	5	6	7	8	9	10	11	12	1	2	3	4	5	6
M																								
T																								
W																								
T																								
F																								
S																								
S																								

Today I Have Felt	M	T	W	T	F	S	S
Happy							
Energetic							
OK							
Peaceful							
Sensitive							
Angry							
Irritated							
Lonely							
Nervous							
Tired							
Overwhelmed							
Other:							
Other:							
Other:							
Other:							

Personalized Tracker	M	T	W	T	F	S	S

Notes

Week Beginning:

Sleep Tracker

	PM						AM											PM					T
	6	7	8	9	10	11	12	1	2	3	4	5	6	7	8	9	10	11	12	1	2	3	4	5
M	6	7	8	9	10	11	12	1	2	3	4	5	6	7	8	9	10	11	12	1	2	3	4	5
T	6	7	8	9	10	11	12	1	2	3	4	5	6	7	8	9	10	11	12	1	2	3	4	5
W	6	7	8	9	10	11	12	1	2	3	4	5	6	7	8	9	10	11	12	1	2	3	4	5
T	6	7	8	9	10	11	12	1	2	3	4	5	6	7	8	9	10	11	12	1	2	3	4	5
F	6	7	8	9	10	11	12	1	2	3	4	5	6	7	8	9	10	11	12	1	2	3	4	5
S	6	7	8	9	10	11	12	1	2	3	4	5	6	7	8	9	10	11	12	1	2	3	4	5
S	6	7	8	9	10	11	12	1	2	3	4	5	6	7	8	9	10	11	12	1	2	3	4	5

	M	T	W	T	F	S	S
3							
2							
1							
Energy Level — 0							
3							
2							
1							
Mood / Anxiety Level — 0							
3							
2							
1							
Stressful Events — 0							

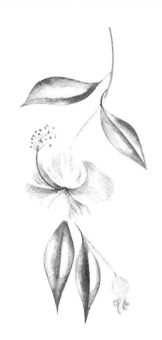

Track Hot Flashes

	AM						PM											AM					T
	7	8	9	10	11	12	1	2	3	4	5	6	7	8	9	10	11	12	1	2	3	4	5	6
M																								
T																								
W																								
T																								
F																								
S																								
S																								

Today I Have Felt	M	T	W	T	F	S	S
Happy							
Energetic							
OK							
Peaceful							
Sensitive							
Angry							
Irritated							
Lonely							
Nervous							
Tired							
Overwhelmed							
Other:							
Other:							
Other:							
Other:							

Personalized Tracker	M	T	W	T	F	S	S

Notes

Sleep Tracker

	PM						AM												PM					T
M	6	7	8	9	10	11	12	1	2	3	4	5	6	7	8	9	10	11	12	1	2	3	4	5
T	6	7	8	9	10	11	12	1	2	3	4	5	6	7	8	9	10	11	12	1	2	3	4	5
W	6	7	8	9	10	11	12	1	2	3	4	5	6	7	8	9	10	11	12	1	2	3	4	5
T	6	7	8	9	10	11	12	1	2	3	4	5	6	7	8	9	10	11	12	1	2	3	4	5
F	6	7	8	9	10	11	12	1	2	3	4	5	6	7	8	9	10	11	12	1	2	3	4	5
S	6	7	8	9	10	11	12	1	2	3	4	5	6	7	8	9	10	11	12	1	2	3	4	5
S	6	7	8	9	10	11	12	1	2	3	4	5	6	7	8	9	10	11	12	1	2	3	4	5

		M	T	W	T	F	S	S
	3							
	2							
	1							
Energy Level	0							
	3							
	2							
	1							
Mood / Anxiety Level	0							
	3							
	2							
	1							
Stressful Events	0							

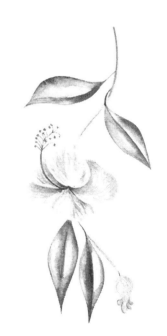

Track Hot Flashes

	AM						PM											AM					T
	7	8	9	10	11	12	1	2	3	4	5	6	7	8	9	10	11	12	1	2	3	4	5	6
M																								
T																								
W																								
T																								
F																								
S																								
S																								

Today I Have Felt	M	T	W	T	F	S	S
Happy							
Energetic							
OK							
Peaceful							
Sensitive							
Angry							
Irritated							
Lonely							
Nervous							
Tired							
Overwhelmed							
Other:							
Other:							
Other:							
Other:							

Personalized Tracker	M	T	W	T	F	S	S

Notes

Week Beginning: _____

Sleep Tracker

	PM						AM												PM					T
M	6	7	8	9	10	11	12	1	2	3	4	5	6	7	8	9	10	11	12	1	2	3	4	5
T	6	7	8	9	10	11	12	1	2	3	4	5	6	7	8	9	10	11	12	1	2	3	4	5
W	6	7	8	9	10	11	12	1	2	3	4	5	6	7	8	9	10	11	12	1	2	3	4	5
T	6	7	8	9	10	11	12	1	2	3	4	5	6	7	8	9	10	11	12	1	2	3	4	5
F	6	7	8	9	10	11	12	1	2	3	4	5	6	7	8	9	10	11	12	1	2	3	4	5
S	6	7	8	9	10	11	12	1	2	3	4	5	6	7	8	9	10	11	12	1	2	3	4	5
S	6	7	8	9	10	11	12	1	2	3	4	5	6	7	8	9	10	11	12	1	2	3	4	5

		M	T	W	T	F	S	S
	3							
	2							
	1							
Energy Level	0							
	3							
	2							
Mood / Anxiety	1							
Level	0							
	3							
	2							
	1							
Stressful Events	0							

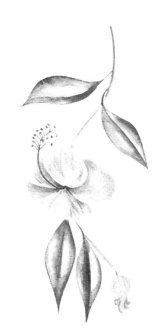

Track Hot Flashes

	AM						PM												AM					T
	7	8	9	10	11	12	1	2	3	4	5	6	7	8	9	10	11	12	1	2	3	4	5	6
M																								
T																								
W																								
T																								
F																								
S																								
S																								

Today I Have Felt	M	T	W	T	F	S	S
Happy							
Energetic							
OK							
Peaceful							
Sensitive							
Angry							
Irritated							
Lonely							
Nervous							
Tired							
Overwhelmed							
Other:							
Other:							
Other:							
Other:							

Personalized Tracker	M	T	W	T	F	S	S

Notes

Month: _____

	1	2	3	4	5	6	7	8	9	10	11	12	13	14	15	16	17	18	19	20	21	22	23	24	25	26	27	28	29	30	31
Hot Flash																															
Night Sweat																															
Cold Flash																															
Brain Fog																															
Breast Tenderness																															
Bloating																															
Cervical Fluid																															
Libido																															
Joint Pain																															
Muscle Cramps																															
Headache																															
Migraine																															

	1	2	3	4	5	6	7	8	9	10	11	12	13	14	15	16	17	18	19	20	21	22	23	24	25	26	27	28	29	30	31
Palpitations																															
Itchy																															
Frequent Urination																															
Constipation																															
Diarrhoea																															
Restless Legs																															
Mood Swings																															
Acne																															
Dizzy Spell																															
Panic Attack																															
Other:																															
Other:																															
Other:																															

133

Week Beginning: _____

Sleep Tracker

	PM						AM												PM					T
M	6	7	8	9	10	11	12	1	2	3	4	5	6	7	8	9	10	11	12	1	2	3	4	5
T	6	7	8	9	10	11	12	1	2	3	4	5	6	7	8	9	10	11	12	1	2	3	4	5
W	6	7	8	9	10	11	12	1	2	3	4	5	6	7	8	9	10	11	12	1	2	3	4	5
T	6	7	8	9	10	11	12	1	2	3	4	5	6	7	8	9	10	11	12	1	2	3	4	5
F	6	7	8	9	10	11	12	1	2	3	4	5	6	7	8	9	10	11	12	1	2	3	4	5
S	6	7	8	9	10	11	12	1	2	3	4	5	6	7	8	9	10	11	12	1	2	3	4	5
S	6	7	8	9	10	11	12	1	2	3	4	5	6	7	8	9	10	11	12	1	2	3	4	5

		M	T	W	T	F	S	S
	3							
	2							
	1							
Energy Level	0							
	3							
	2							
	1							
Mood / Anxiety Level	0							
	3							
	2							
	1							
Stressful Events	0							

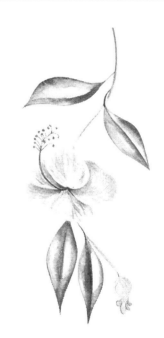

Track Hot Flashes

	AM						PM												AM					T
	7	8	9	10	11	12	1	2	3	4	5	6	7	8	9	10	11	12	1	2	3	4	5	6
M																								
T																								
W																								
T																								
F																								
S																								
S																								

Today I Have Felt	M	T	W	T	F	S	S
Happy							
Energetic							
OK							
Peaceful							
Sensitive							
Angry							
Irritated							
Lonely							
Nervous							
Tired							
Overwhelmed							
Other:							
Other:							
Other:							
Other:							

Personalized Tracker	M	T	W	T	F	S	S

Notes

Sleep Tracker

	PM						AM												PM						T
M	6	7	8	9	10	11	12	1	2	3	4	5	6	7	8	9	10	11	12	1	2	3	4	5	
T	6	7	8	9	10	11	12	1	2	3	4	5	6	7	8	9	10	11	12	1	2	3	4	5	
W	6	7	8	9	10	11	12	1	2	3	4	5	6	7	8	9	10	11	12	1	2	3	4	5	
T	6	7	8	9	10	11	12	1	2	3	4	5	6	7	8	9	10	11	12	1	2	3	4	5	
F	6	7	8	9	10	11	12	1	2	3	4	5	6	7	8	9	10	11	12	1	2	3	4	5	
S	6	7	8	9	10	11	12	1	2	3	4	5	6	7	8	9	10	11	12	1	2	3	4	5	
S	6	7	8	9	10	11	12	1	2	3	4	5	6	7	8	9	10	11	12	1	2	3	4	5	

		M	T	W	T	F	S	S
	3							
	2							
	1							
Energy Level	0							
	3							
	2							
	1							
Mood / Anxiety Level	0							
	3							
	2							
	1							
Stressful Events	0							

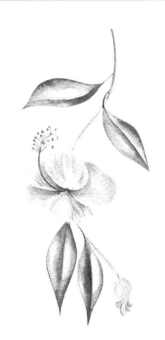

Track Hot Flashes

	AM						PM											AM						T
	7	8	9	10	11	12	1	2	3	4	5	6	7	8	9	10	11	12	1	2	3	4	5	6
M																								
T																								
W																								
T																								
F																								
S																								
S																								

Today I Have Felt	M	T	W	T	F	S	S
Happy							
Energetic							
OK							
Peaceful							
Sensitive							
Angry							
Irritated							
Lonely							
Nervous							
Tired							
Overwhelmed							
Other:							
Other:							
Other:							
Other:							

Personalized Tracker	M	T	W	T	F	S	S

Notes

Week Beginning:

Sleep Tracker

	PM						AM											PM					T
M	6	7	8	9	10	11	12	1	2	3	4	5	6	7	8	9	10	11	12	1	2	3	4	5
T	6	7	8	9	10	11	12	1	2	3	4	5	6	7	8	9	10	11	12	1	2	3	4	5
W	6	7	8	9	10	11	12	1	2	3	4	5	6	7	8	9	10	11	12	1	2	3	4	5
T	6	7	8	9	10	11	12	1	2	3	4	5	6	7	8	9	10	11	12	1	2	3	4	5
F	6	7	8	9	10	11	12	1	2	3	4	5	6	7	8	9	10	11	12	1	2	3	4	5
S	6	7	8	9	10	11	12	1	2	3	4	5	6	7	8	9	10	11	12	1	2	3	4	5
S	6	7	8	9	10	11	12	1	2	3	4	5	6	7	8	9	10	11	12	1	2	3	4	5

		M	T	W	T	F	S	S
	3							
	2							
	1							
Energy Level	0							
	3							
	2							
	1							
Mood / Anxiety Level	0							
	3							
	2							
	1							
Stressful Events	0							

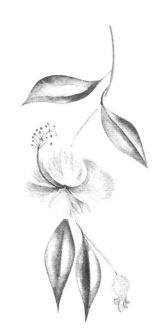

Track Hot Flashes

	AM						PM												AM					T
	7	8	9	10	11	12	1	2	3	4	5	6	7	8	9	10	11	12	1	2	3	4	5	6
M																								
T																								
W																								
T																								
F																								
S																								
S																								

Today I Have Felt	M	T	W	T	F	S	S
Happy							
Energetic							
OK							
Peaceful							
Sensitive							
Angry							
Irritated							
Lonely							
Nervous							
Tired							
Overwhelmed							
Other:							
Other:							
Other:							
Other:							

Personalized Tracker	M	T	W	T	F	S	S

Notes

Week Beginning:

Sleep Tracker

	PM						AM											PM					T
M	6	7	8	9	10	11	12	1	2	3	4	5	6	7	8	9	10	11	12	1	2	3	4	5
T	6	7	8	9	10	11	12	1	2	3	4	5	6	7	8	9	10	11	12	1	2	3	4	5
W	6	7	8	9	10	11	12	1	2	3	4	5	6	7	8	9	10	11	12	1	2	3	4	5
T	6	7	8	9	10	11	12	1	2	3	4	5	6	7	8	9	10	11	12	1	2	3	4	5
F	6	7	8	9	10	11	12	1	2	3	4	5	6	7	8	9	10	11	12	1	2	3	4	5
S	6	7	8	9	10	11	12	1	2	3	4	5	6	7	8	9	10	11	12	1	2	3	4	5
S	6	7	8	9	10	11	12	1	2	3	4	5	6	7	8	9	10	11	12	1	2	3	4	5

		M	T	W	T	F	S	S
	3							
	2							
	1							
Energy Level	0							
	3							
	2							
	1							
Mood / Anxiety Level	0							
	3							
	2							
	1							
Stressful Events	0							

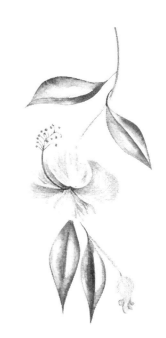

Track Hot Flashes

	AM						PM												AM					T
	7	8	9	10	11	12	1	2	3	4	5	6	7	8	9	10	11	12	1	2	3	4	5	6
M																								
T																								
W																								
T																								
F																								
S																								
S																								

Today I Have Felt	M	T	W	T	F	S	S
Happy							
Energetic							
OK							
Peaceful							
Sensitive							
Angry							
Irritated							
Lonely							
Nervous							
Tired							
Overwhelmed							
Other:							
Other:							
Other:							
Other:							

Personalized Tracker	M	T	W	T	F	S	S

Notes

Printed in Great Britain
by Amazon

Easily track your sleep, symptoms and mood in this detailed one year tracke especially for the menopause.

Symptom Calendar: Quick to fill in each day. Detailed list of possible symptoms, and spaces to add your own.

Track Hot Flashes: See when hot flashes are happening, and how many you are experiencing each day.

Sleep Tracker: Track when you slept as well as how many hours. Easy to se broken sleep and disrupted sleep patterns.

Medication History: Track medications or supplements you take, and any improvements or side effects you experience.

Energy / Anxiety / Stressful Events: See how your energy level rises and falls, track your mood, anxiety and stressful events.

Mind / Emotions: Track how you have felt each day, with common emotior listed and space to add your own.

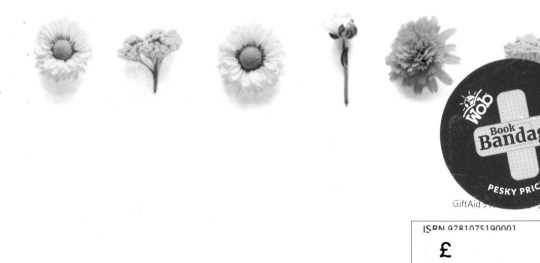

ISBN 9781075190001
£   900
9 781075 190001